Ernährungsforschung

Wissenschaft und Praxis

Aus dem Inhalt:

Akademie-Verlag · Berlin

ISSN 0071-1179
Ernährungsforschung, Berlin 31 (1986) 6, 157–184
EVP 5,– M

Band 31 · 1986 · Heft 6

Ernährungsforschung

Band 31 • **1986** • **Heft 6**

Inhaltsverzeichnis

Herausgeber:

Zentralinstitut für Ernährung der Akademie der Wissenschaften der DDR
Direktor: Prof. Dr. habil. H. Schmandke

in Zusammenarbeit mit

der Gesellschaft für Ernährung in der DDR (Vorsitzender: Prof. Dr. habil. G. Gebhardt), der Arbeitsgruppe Ernährung beim Nationalen Komitee für Gesundheitserziehung der DDR (Leiter: Prof. Dr. habil. H. Haenel) und dem Warenzeichenverband Diätetische Erzeugnisse der DDR (Vorsitzender: H. Gerold).

Anschrift der Redaktion:

Zentralinstitut für Ernährung der Akademie der Wissenschaften der DDR, DDR-1505 Bergholz-Rehbrücke, Arthur-Scheunert-Allee 114–116.

Verlag:

Akademie-Verlag Berlin, DDR-1086 Berlin, Leipziger Str. 3–4: Fernruf 2236221 oder 2236229.
Telex-Nr. 114420:
Bank: Staatsbank der DDR, Berlin, Kto.-Nr.: 6836-26-20712.
Veröffentlicht unter der Lizenznummer 1656 des Presseamtes beim Vorsitzenden des Ministerrates der Deutschen Demokratischen Republik.

Gesamtherstellung:

VEB Druckerei „Thomas Müntzer", DDR-5820 Bad Langensalza.

Erscheinungsweise:

Die Zeitschrift „Ernährungsforschung" erscheint jährlich in einem Band mit 6 Heften. Bezugspreis je Band 72,– DM zuzüglich Versandspesen; Preis je Heft 12,– DM. Der gültige Jahresbezugspreis für die DDR ist der Postzeitungsliste zu entnehmen.

Bestellnummer dieses Heftes: 1091/31/6.

AN (EDV) 7821
00500

Bezugsmöglichkeiten:

Bestellungen sind zu richten

– **in der DDR** an den Postzeitungsvertrieb unter Angabe der Kundennummer des Bestellenden oder an den AKADEMIE-VERLAG BERLIN, DDR-1086 Berlin, Leipziger Str. 3–4

– **im sozialistischen Ausland** an eine Buchhandlung für fremdsprachige Literatur oder an den zuständigen Postzeitungsvertrieb

– **in der BRD und Berlin(West)** an eine Buchhandlung oder an die Auslieferungsstelle KUNST UND WISSEN, Erich Bieber OHG, Wilhelmstr. 4–6, D-7000 Stuttgart 1

– **in den übrigen westeuropäischen Ländern** an eine Buchhandlung oder an die Auslieferungsstelle KUNST UND WISSEN, Erich Bieber GmbH, General-Wille-Str. 4, CH-8002 Zürich

– **im übrigen Ausland** an den Internationalen Buch- und Zeitschriftenhandel; den Buchexport, Volkseigener Außenhandelsbetrieb der Deutschen Demokratischen Republik, DDR-7010 Leipzig, Postfach 160, oder an den AKADEMIE-VERLAG BERLIN, DDR-1086 Berlin, Leipziger Str. 3–4

Hinweise für Autoren

Die Manuskripte sind in Original-Maschinenschrift einseitig und zweizeilig der Redaktion einzureichen. Pro Zeile 35 oder 70 Anschläge. Der Umfang der Manuskripte sollte mit der Redaktion vereinbart sein. Abbildungen, Tabellen und Zwischentitel sind erwünscht. Es ist zweckmäßig, die Arbeit mit einer kurzen Zusammenfassung oder mit Schlußfolgerungen sowie mit Empfehlungen für die Praxis abzuschließen.
Die Redaktion behält sich eine Überarbeitung der angenommenen Manuskripte vor; größere Änderungen nur mit Einverständnis des Autors. Die Beiträge werden honoriert. Der Autor erhält kostenlos 25 Sonderdrucke seines Beitrages als Fortdrucke.

Ernährungsforschung 31 (1986) 6, 157—161

G. Gehlert

Energie- und Nährstoffversorgung bei Kleinkindern in Tages- und Wochenkrippen (Teil 2 und Schluß)

Bereitstellung und Verzehr an essentiellen Mineralstoffen und Spurenelementen

Ziel des Anliegens und die verwendete Untersuchungsmethodik sind in der vorangegangenen Mitteilung [1] dargestellt. Die vorliegenden Ausführungen beziehen sich auf die mit der Gemeinschaftsverpflegung in Kinderkrippen vorgenommene Bereitstellung sowie den tatsächlichen Verzehr von Natrium, Kalium, Calcium, Phosphor, Magnesium, Eisen, Zink, Kupfer und Mangan.

Untersuchungsergebnisse

Natrium

Gemäß Tabelle 1 nahmen Kleinkinder aus Wochenkrippen durchschnittlich 1600 mg Na/Tagesnahrung (entspr. 4,07 g NaCl) auf. Bei Tageskrippen betrug dieser Wert 1080 mg Na/Tagesnahrung (entspr. 2,75 g NaCl). Der aus dem Lebensmitteleinsatz stammende Kochsalzgehalt berechnete sich im Mittel auf 1,58 g NaCl bei Wochenkrippen und auf 1,27 g NaCl bei Tageskrippen. Unter der Einschränkung, daß analysierte und berechnete Speisen nach Art und Anzahl in der Mehrzahl der Fälle nicht identisch waren, ergibt sich als Differenz, daß bei der Herstellung der Tagesmahlzeiten durchschnittlich etwa 1,5 g NaCl bzw. 2,5 g NaCl als Würzmittel verwendet wurde. Droese, Stolley und Schlage [2] fanden in haushaltüblich zubereiteten Tagesnahrungen bei 3 bis 5-jährigen Kindern einen durchschnittlichen Gehalt von 1,69 g Na (entspr. 4,3 g NaCl). Aus den Lebensmitteln stammten 2,5 bis 4,0 g NaCl. Bei der Herstellung der Mahlzeiten wurden zusätzlich 1,5 bis 3,5 g NaCl verwendet.

Tabelle 1
Natriumgehalt bereitgestellter und effektiv aufgenommener Tagesnahrungen bei Kleinkindern in Kinderkrippen

	Natriumbereitstellung			Natriumaufnahme		
	Ist	Empfohlene Aufnahme pro Tag	% der empfohlenen Aufnahme pro Tag	Ist	Empfohlene Aufnahme pro Tag	% der empfohlenen Aufnahme pro Tag
Tageskrippen						
mg/Tagesnahrung	500	2000	25	1080	2000	54
Min.	270	—	14	580	—	29
Max.	710	—	36	1650		83
mg/1000 kcal	680			1610		
Wochenkrippen						
mg/Tagesnahrung	620	2000	31	1600	2000	80
Min.	490	—	25	1230	—	62
Max.	750	—	38	2080	—	104
mg/1000 kcal	580			1470		

Kalium

Nach den in Tabelle 2 zusammengefaßten Ergebnissen wurden von den Wochenkrippen durchschnittlich 1790 mg K/Tagesnahrung und von den Tageskrippen durchschnittlich 1350 mg K/Tagesnahrung bereitgestellt. Die empfohlene Aufnahme beträgt 2000 mg K/Tag [3]. Sie wurde bei den Wochenkrippen durchschnittlich zu 90 % und bei den Tageskrippen durchschnittlich zu 68 % realisiert, wobei hier noch ein anteiliger Betrag aus dem häuslichen Morgenimbiß und Abendbrot zu erwarten ist.

Gegenüber dem auf rechnerischem Wege ermittelten Bereitstellungsergebnis fielen die analysierten Werte für die tatsächliche Kaliumaufnahme weitaus niedriger aus. Hiernach wurden von den Wochenkrippenkindern im Durchschnitt 1130 mg K/Tagesnahrung und von den Tageskrippenkindern durchschnittlich 920 mg K/Tagesnahrung verzehrt. Damit wurde gerade noch der Mindestbedarf gedeckt, der mit ungefähr 1 g K/Tag angegeben ist [3]. Eine wesentliche Ursache für die Diskrepanz zwischen Kaliumbereitstellung und -aufnahme wird auf entsprechende Auslaugverluste bei der Speisenherstellung zurückgeführt, deren Ausmaß in den Lebensmitteltabellen nur ungenügend Berücksichtigung finden kann.

Vergleichswerte bei Kalium liegen in der herangezogenen Literatur auf gleichem Gebiet nicht vor.

Calcium

Gemäß Tabelle 3 belief sich die Calciumbereitstellung bei den Wochenkrippen auf durchschnittlich 540 mg Ca/Tagesnahrung und bei den Tageskrippen auf durchschnittlich 410 mg Ca/Tagesnahrung. Der für die Gegenüberstellung hier noch verwendete Ernährungsrichtwert von 800 mg Ca [4] dürfte offensichtlich zu hoch bemessen sein, nachdem bei jüngsten Empfehlungen für 1 bis 3-jährige Kinder von einer durchschnittlichen Calciumaufnahme bzw.

Tabelle 2
Kaliumgehalt bereitgestellter und effektiv aufgenommener Tagesnahrungen bei Kleinkindern in Kinderkrippen

	Kaliumbereitstellung			Kaliumaufnahme		
	Ist	Empfohlene Aufnahme pro Tag	% der empfohlenen Aufnahme pro Tag	Ist	Empfohlene Aufnahme pro Tag	% der empfohlenen Aufnahme pro Tag
Tageskrippen						
mg/Tagesnahrung	1350	2000	68	920	2000	46
Min.	700		35	490		25
Max.	1840		92	1590		80
mg/1000 kcal	1850			1370		
Wochenkrippen						
mg/Tagesnahrung	1790	2000	90	1130	2000	57
Min.	1670		84	1080		54
Max.	1900		95	1160		58
mg/1000 kcal	1690			1040		

Tabelle 3
Calciumgehalt bereitgestellter und effektiv aufgenommener Tagesnahrungen bei Kleinkindern in Kinderkrippen

	Calciumbereitstellung			Calciumaufnahme		
	Ist	Richtwert für Kinderkrippen	Richtwerterfüllung in %	Ist	Empfohlene Aufnahme pro Tag	% der empfohlenen Aufnahme pro Tag
Tageskrippen						
mg/Tagesnahrung	410	490	84	510	600	85
Min.	250		54	350		58
Max.	630		129	890		148
mg/1000 kcal	560			760		
Wochenkrippen						
mg/Tagesnahrung	540	800	68	530	600	88
Min.	770		46	480		80
Max.	710		89	580		97
mg/1000 kcal	510			490		

Tabelle 4
Phosphorgehalt bereitgestellter und effektiv aufgenommener Tagesnahrungen bei Kleinkindern in Kinderkrippen

	Phosphorbereitstellung			Phosphoraufnahme		
	Ist	Richtwert für Kinderkrippen	Richtwerterfüllung in %	Ist	Empfohlene Aufnahme pro Tag	% der empfohlenen Aufnahme pro Tag
Tageskrippen						
mg/Tagesnahrung	550	490	112	500	600	83
Min.	360		73	310		52
Max.	810		165	760		127
mg/1000 kcal	750			750		
Wochenkrippen						
mg/Tagesnahrung	690	800	86	720	600	120
Min.	530		66	550		92
Max.	850		106	940		157
mg/1000 kcal	650			660		

einem Calciumgehalt für die Tageskost in Höhe von 600 mg/Tag ausgegangen wird [3,5]. Der Unterschied wirkt sich je nachdem positiv oder negativ auf die prozentuale Richtwerterfüllung aus.
Die Calciumaufnahme betrug bei den Wochenkrippenkindern durchschnittlich 530 mg Ca/Tagesnahrung und bei den Tageskrippenkindern durchschnittlich 510 mg Ca/Tagesnahrung. Die empfohlene Tagesaufnahme von 600 mg Ca wurde damit zu 88 % bzw. 85 % erfüllt. Dieses Ergebnis wurde insgesamt als noch zufriedenstellend eingeschätzt, wobei jedoch bei den einzelnen Einrichtungen die erhebliche Schwankungsbreite der Wochendurchschnittswerte nicht zu übersehen ist. Sie werden vornehmlich auf einen unterschiedlichen Einsatz von Milch und Milcherzeugnissen zurückgeführt.
Bemerkenswert erscheint ebenfalls hier die relativ geringfügige Abweichung zwischen den Durchschnittswerten für die Calciumbereitstellung und Calciumaufnahme. Auch liegen die ermittelten Werte in annähernd derselben Größenordnung wie Befunde der Literatur. So berechneten Berger und Gruner [6] für Tageskrippen ein Calciumangebot von durchschnittlich 537 mg Ca/Tagesnahrung. Möhr [7] berechnet bei Wochenkrippen durchschnittlich 611 mg Ca/Tagesnahrung. Nach Stolley, Kersting und Droese [8] betrug in Familien bei 2 bis 3-jährigen Jungen die Calciumaufnahme 646 ± 139 mg Ca/Tag und bei gleichaltrigen Mädchen 551 ± 127 mg Ca/Tag.

Phosphor

Nach Tabelle 4 berechnete sich die Phosphorbereitstellung bei Wochenkrippen auf durchschnittlich 690 mg P/Tagesnahrung und bei Tageskrippen auf durchschnittlich 550 mg P/Tagesnahrung. Der Ernährungsrichtwert beträgt auch hier, wie bei Calcium, 800 mg P/Tag [4]. Die Empfehlung für die durchschnittliche Phosphoraufnahme für Kinder von 1 bis 3 Jahren ist nunmehr ebenfalls auf 600 mg P/Tag festgelegt. Demgegenüber betrug die hier analysierte Phosphoraufnahme bei den Wochenkrippenkindern durchschnittlich 720 mg P/Tagesnahrung und bei den Tageskrippenkindern durchschnittlich 500 mg P/Tagesnahrung. Die Empfehlung für die durchschnittliche Tagesaufnahme wurde damit zu 120 % bzw. zu 83 % realisiert.
In der aufgenommenen Nahrung lag das Verhältniss Ca:P bei 0,7 für die Wochenkrippen und bei 1,0 für die Tageskrippen. Der Wert von 1,0 dürfte sicherlich noch einer Korrekturverschiebung unterliegen, da vor allem das

hier noch hinzukommende Abendbrot mit den entsprechenden Fleisch- und Getreideprodukten verhältnismäßig mehr Phosphor als Calcium enthält.
Stolley, Kersting und Droese [8] berichteten über eine annähernd gleichhohe Phosphoraufnahme bei 2 bis 3-jährigen Jungen von durchschnittlich 747 ± 132 mg und bei gleichaltrigen Mädchen von 655 ± 114 mg P/Tag. Möhr [7] berechnete bei Wochenkrippen einen effektiven Verbrauch von 848 mg P/Tagesnahrung. Berger und Gruner [6] berechneten bei Tageskrippen im Durchschnitt 762 mg P/Tagesnahrung.

Magnesium

Gemäß Tabelle 5 wurden von den Wochenkrippen durchschnittlich 140 mg Mg/Tagesnahrung und von den Tageskrippen durchschnittlich 120 mg Mg/Tagesnahrung bereitgestellt. In etwa gleicher Höhe lag auch der analysierte durchschnittliche Magnesiumverzehr, der bei den Wochenkrippen 160 mg Mg/Tagesnahrung und bei den Tageskrippenkindern 120 mg Mg/Tagesnahrung betrug. Damit wurden 133% bzw. 100% der für 1 bis 3-jährige Kinder empfohlenen Tagesaufnahme von 120 mg Mg/Tag realisiert.
Nach Schlage [9] betrug die mittlere Aufnahme bei Kleinkindern (3 bis 6 Jahre) etwa 150 mg Mg/Tag. Stolley, Kersting und Droese [8] berichteten über eine Magnesiumaufnahme bei 2 bis 3-jährigen Jungen von 174 ± 22 mg Mg/Tag und bei gleichaltrigen Mädchen von 152 ± 24 mg Mg/Tag. Danach sollte die Magnesiumversorgung über eine in üblicher Weise aus tierischen und pflanzlichen Lebensmitteln zusammengesetzte gemischte Kost hinreichend und relativ unproblematisch gewährleistet sein.

Tabelle 5
Magnesiumgehalt bereitgestellter und effektiv aufgenommener Tagesnahrungen bei Kleinkindern in Kinderkrippen

	Magnesiumbereitstellung			Magnesiumaufnahme		
	Ist	Empfohlene Aufnahme pro Tag	% der empfohlenen Aufnahme pro Tag	Ist	Empfohlene Aufnahme pro Tag	% der empfohlenen Aufnahme pro Tag
Tageskrippen						
mg/Tagesnahrung	120	120	100	120	120	100
Min.	70		58	70		58
Max.	150		125	230		192
mg/1000 kcal	160			180		
Wochenkrippen						
mg/Tagesnahrung	140	120	117	160	120	133
Min.	130		108	140		117
Max.	150		125	190		158
mg/1000 kcal	130			150		

Tabelle 6
Eisengehalt bereitgestellter und effektiv aufgenommener Tagesnahrungen bei Kleinkindern in Kinderkrippen

	Eisenbereitstellung			Eisenaufnahme		
	Ist	Richtwert für Kinderkrippen	Richtwerterfüllung in %	Ist	Empfohlene Aufnahme pro Tag	% der empfohlenen Aufnahme pro Tag
Tageskrippen						
mg/Tagesnahrung	5	5,5 (korr.)	91	6	8	75
Min.	3		55	4		50
Max.	8		145	9		113
mg/1000 kcal	6			9		
Wochenkrippen						
mg/Tagesnahrung	7	8	88	8	8	100
Min.	6		75	7		88
Max.	8		100	9		113
mg/1000 kcal	7			7		

Eisen

Wie Tabelle 6 ausweist, wurden von den Wochenkrippen durchschnittlich 7 mg Fe/Tagesnahrung und von den Tageskrippen durchschnittlich 5 mg Fe/Tagesnahrung zur Verfügung gestellt. Der vorgegebene Ernährungsrichtwert [4] wurde damit in beiderlei Einrichtungen zu etwa 90% realisiert.
Die analysierte Eisenaufnahme betrug bei den Wochenkrippenkindern durchschnittlich 8 mg Fe/Tagesnahrung und bei den Tageskrippenkindern durchschnittlich 6 mg Fe/Tagesnahrung. Die für 1 bis 3-jährige Kinder empfohlene Aufnahme von 8 mg Fe/Tag [5] wurde damit zu 100% bzw. zu 75% realisiert.
Die Durchschnittswerte für die Eisenbereitstellung und Eisenaufnahme zeigten auch hier eine gute Übereinstimmung.
Nach Schlage, Stolley und Droese [10] ergaben chemische Analysen von Tagesnahrungen für 3 bis 5-jährige Kinder in einem Kinderheim eine Eisenaufnahme von durchschnittlich 5,4 mg Fe/Tag. Von Stolley, Droese und Kersting [11] wurde bei 2 bis 3-jährigen Jungen eine durchschnittliche Eisenaufnahme von 7,5 ± 1,2 mg Fe/Tag und bei gleichaltrigen Mädchen von 7,1 ± 1,3 mg Fe/Tag analysiert.
Bezogen auf den Energiegehalt lag die Eisenaufnahme unabhängig vom Alter und Geschlecht zwischen 4,7 mg und 5,6 mg/1000 kcal. In der DDR-Literatur wurden auf rechnerischem Wege von Möhr [7] durchschnittlich 5 mg Fe/Tagesnahrung (Wochenkrippen) und von Berger und Gruner [6] durchschnittlich 6,7 mg Fe/Tagesnahrung (Tageskrippen) festgestellt.
Die generell gestellte Frage, inwieweit der Eisengehalt der Kost in Anbetracht der unterschiedlichen Verwertbarkeit des Eisens tatsächlich ausreicht, einem manifesten oder latenten Eisenmangel vorzubeugen, sollte wohl nur über die Bestimmung der entsprechenden Eisenstoffwechselparameter (Eisenspeicherung, Hämoglobin-Eisen, Serum-Ferritin, Transferrin-Sättigung, Hämoglobin im Serum) zu beantworten sein [12 bis 14].

Zink

Für den Zinkgehalt der Nahrung, wie auch für alle weiteren Spurenelemente, liegen in der Literatur im allgemeinen nur wenige Anhaltspunkte vor. Obwohl das Interesse an diesen essentiellen Nahrungsbestandteilen merklich zugenommen hat, sind sie noch wenig in die Routineanalytik der allgemeinen Lebensmittelüberwachung eingeführt.

Tabelle 7
Zinkgehalt bereitgestellter und effektiv aufgenommener Tagesnahrungen bei Kleinkindern in Kinderkrippen

	Zinkbereitstellung			Zinkaufnahme		
	Ist	Empfohlene Aufnahme pro Tag	% der empfohlenen Aufnahme pro Tag	Ist	Empfohlene Aufnahme pro Tag	% der empfohlenen Aufnahme pro Tag
Tageskrippen						
mg/Tagesnahrung	4	6	67	3	6	50
Min.	3		50	2		33
Max.	6		100	5		83
mg/1000 kcal	5			4		
Wochenkrippen						
mg/Tagesnahrung	5	6	83	6	6	100
Min.	4		67	4		67
Max.	6		100	8		133
mg/1000 kcal	5			6		

Die von uns ermittelten Ergebnisse sind in Tabelle 7 zusammengefaßt. Hiernach wurden in Wochenkrippen durchschnittlich 5mg Zn/Tag und in Tageskrippen durchschnittlich 4 mg Zn/Tagesnahrung bereitgestellt. Die analysierte Zinkaufnahme betrug bei Wochenkrippenkindern durchschnittlich 6 mg Zn/Tagesnahrung und bei Tageskrippenkindern durchschnittlich 3 mg Zn/Tagesnahrung. Die empfohlene Tagesaufnahme von 6 mg Zn/Tag [3] wurde damit bei den Wochenkrippen zu 100% und bei den Tageskrippen zu 50% gedeckt.
Von Schlage und Wortberg [15] wurde bei 3 bis 5-jährigen Kindern eine mittlere Aufnahme von 6 mg Zn/Tag analysiert.

Kupfer

Wie Tabelle 8 zeigt, wurden für Wochenkrippen durchschnittlich 120mg Cu/Tagesnahrung und für Tageskrippen durchschnittlich 0,93 mg Cu/Tagesnahrung berechnet. Die Analysenergebnisse für die Kupferaufnahme beliefen sich im Durchschnitt bei Wochenkrippenkindern auf 0,40 mg Cu/Tagesnahrung und bei Tageskrippenkindern auf 0,30 mg Cu/Tagesnahrung. Die Diskrepanz zwischen berechneten und analysierten Durchschnittswerten sollte unter den der Erhebungsmethodik allgemein anhaftenden Irrtums- und Fehlermöglichkeiten wohl vor allem entsprechenden Nährstoffverlusten bei der Herstellung der Lebensmittel und bei der Speisenproduktion zuzuschreiben sein. Bezüglich der Ernährungswerte kann der Bedarf an Kupfer nur geschätzt werden. Aus Bilanzuntersuchungen wurden allgemeine Richtwerte ermittelt, die für 3 bis 6-jährige Kinder mit 0,053 bis 0,058 mg/kg beziffert sind [16]. Bei einem durchschnittlichen Körpergewicht von 15 bis 20 kg würde hieraus ein Richtwert von etwa 0,8 bis 1,2 mg Cu/Tag resultieren. Dieser Wert wurde mit dem berechneten Bereitstellungsergebnis erreicht, nicht jedoch mit dem analysierten Durchschnittswert für die Kupferaufnahme.

Tabelle 8
Kupfergehalt bereitgestellter und effektiv aufgenommener Tagesnahrungen bei Kleinkindern in Kinderkrippen

	Kupferbereitstellung Ist	Kupferaufnahme Ist
Tageskrippen		
mg/Tagesnahrung	0,93	0,30
Min.	0,40	0,20
Max.	1,60	0,40
mg/1000 kcal	1,27	0,45
Wochenkrippen		
mg/Tagesnahrung	1,20	0,40
Min.	0,80	0,30
Max.	1,50	0,60
mg/1000 kcal	1,13	0,38

Mangan

Bei der überprüften Kleinkindernahrung wurden Mangananalysen nicht durchgeführt. Auf rechnerischem Wege wurden gemäß Tabelle 9 bei Wochenkrippen durchschnittlich 1,8 mg Mn/Tagesnahrung und bei Tageskrippen 1,3 mg Mn/Tagesnahrung festgestellt.
Schlage [17] schließt aus Bilanzuntersuchungen, die in jüngster Zeit veröffentlicht wurden, „daß der Manganbedarf des Menschen unabhängig vom Alter und Geschlecht mit 0,04 bis 0,07_ mg/kg Körpergewicht und Tag angenommen werden kann". Die von ihm analysierte mittlere Aufnahme betrug bei Kleinkindern (3 bis 5 Jahre) etwa 1,4 mg/Tag entsprechend 0,08 mg/kg Körpergewicht. Nach der WHO-Publikation [18] wird der Manganbedarf für Erwachsene mit 2 bis 3 mg/Tag und für Kinder im vorpubertären Alter mit 1,25 mg/Tag beziffert. Ein zusammenfassender Bericht über den Mangangehalt von Lebensmitteln wurde von Schlettwein-Gsell und Mommsen-Straub [19] erbracht. Danach sind als manganreichere Lebensmittel wenig ausgemahlenes Getreide und Hülsenfrüchte auszusehen. Eine Sonderstellung nehmen schwarzer Tee und einige Gewürze ein.

Tabelle 9
Mangangehalt bereitgestellter Tagesnahrungen

	Manganbereitstellung Ist
Tageskrippen	
mg/Tagesnahrung	1,3
Min.	0,8
Max.	1,9
mg/1000 kcal	1,8
Wochenkrippen	
mg/Tagesnahrung	1,8
Min.	1,4
Max.	2,2
mg/1000 kcal	1,7

Zusammenfassung

In den zusammenfassenden Mitteilungen werden die Resultate rechnerischer Erhebungen über die mit der Gemeinschaftsverpflegung aus Tages- und Wochenkrippen vorgenommene Bereitstellung von Nahrungsenergie, Eiweiß, Fett, Kohlenhydraten, polyungesättigten Fettsäuren, Cholesterol, Rohfaser, Vitamin B_1, sowie bei den essentiellen Mineralstoffen und Spurenelementen an Natrium, Kalium, Calcium, Phosphor, Magnesium, Eisen, Zink, Kupfer und Mangan vorgelegt. Weitere Ergebnisse beziehen sich auf die von ausgewählten Kinderkollektiven im Durchschnitt aufgenommene Menge an Nahrungsenergie und den tatsächlichen Nährstoffverzehr. Diese Parameter wurden auf chemischem Wege analysiert.
Die Ergebnisse werden den für Kinderkrippen gesetzlich festgelegten Ernährungsrichtwerten und im besonderen den Empfehlungen für die tägliche Energie- und Nährstoffaufnahme gegenübergestellt. Als Vergleichsdaten werden entsprechende Untersuchungsergebnisse der Literatur beigebracht.
Die erhobenen Befunde hielten sich

zumeist im Rahmen der Ernährungsrichtwerte, woraus eine insgesamt positive Einschätzung der zur Verfügung gestellten Gemeinschaftsverpflegung resultiert, ungeachtet gradueller Unterschiede bei den einzelnen Einrichtungen.

Relativ unproblematisch stellte sich die Versorgung mit Nahrungsenergie bzw. den energieliefernden Grundnährstoffen dar. Mit 13 Energie-% Eiweiß, 32 Energie-% Fett und 55 Energie-% Kohlenhydraten bildeten diese eine in ernährungsphysiologischer Hinsicht ausbalancierte Nährstoffrelation.

Die biologische Hochwertigkeit des Nahrungseiweißes war mit einem anteilig hohen Prozentsatz Protein tierischer Herkunft sichergestellt, quantitativ herrschte ein überreichliches Angebot.

Im Prozentverhältnis der Fette waren hingegen Fette tierischer Herkunft gegenüber Pflanzenfetten dominant. In quantitativer Hinsicht war erfreulicherweise ein Fettüberhang vermieden. Auch wurde trotz der relativ ungünstigen Fettrelation eine gemessene Menge polyungesättigter Fettsäuren bereitgestellt, und auf der anderen Seite war der Cholesterolgehalt nicht unbedingt überhöht.

Die Kohlenhydrate fügten sich in eine zweckdienliche Grundnährstoffrelation. Durch Auswahl der entsprechenden Lebensmittel nach Art und Menge unter Anwendung der Lebensmittelnormative ist von vornherein besonderer Wert darauf gelegt, daß der größte Teil der Kohlenhydrate in Form von hochmolekularen Polysacchariden vorliegt.

Zusätzlich berechnet wurde der Rohfasergehalt („crude fibre"), der einen gewissen Anhaltspunkt für den Gehalt an Ballaststoffen („dietary fibre") bieten sollte. Die gefundenen Durchschnittswerte bewegten sich auf annähernd gleicher Höhe wie die Vergleichsangaben der Literatur, ohne daß generell ein entsprechender Richtwert zur Verfügung steht. Eine ausreichende Vitamin-B_1-Versorgung rundete das positive Bild.

Bei den berechneten Durchschnittswerten für die herangezogenen essentiellen Mineralstoffe und Spurenelemente wurden ebensowenig ernsthafte Abweichungen von den bestehenden Ernährungsrichtwerten festgestellt. Vielmehr wurden dieselben überwiegend vollständig oder in weitgehender Annäherung realisiert.

Die Calciumbereitstellung war im Gesamtdurchschnitt gering defizitär, wenn man den höheren Ernährungsrichtwert von 800 mg/Tag gegenüberstellt (und nicht den von 600 mg/Tag). Ungeachtet der hier differenten Bewertungsmaßstäbe, gleiches träfe dann auch für Phosphor zu, sollte eine Angleichung an den höheren Ernährungsrichtwert vor allem durch Beseitigung der bei den einzelnen Einrichtungen festgestellten Schwankungsbreiten im Einsatz von Milch und Milcherzeugnissen ohne weiteres möglich sein.

Der berechnete Natriumgehalt der Tagesnahrungen drückt nur den Wert aus, der sich anteilig aus der Zusammensetzung der verwendeten Lebensmittelrohstoffe ergibt. Das für die Würzung der Speisen verwendete Kochsalz wurde hier (im Unterschied zu den chemischen Analysen) nicht mit erfaßt.

Der berechnete Kaliumgehalt der Tagesnahrung war erwartungsgemäß genügend hoch, wobei hier (wie auch bei den anderen Mineralstoffen und Spurenelementen) das Ausmaß entsprechender Verluste noch zu Buche steht.

Die Durchschnittswerte für Magnesium entsprachen ebenfalls den Ernährungsrichtsätzen.

Dank der angemessenen Einbeziehung von Fleisch, Fleisch- und Wurstwaren, sowie von Nährmitteln und sonstigen Getreideprodukten, wurde auch genügend Eisen zur Verfügung gestellt, wie wohl ebenso die Versorgung mit Zink, Mangan und Kupfer keine nennenswerten Schwierigkeiten bereitet hat.

Die Ergebnisse der chemischen Verzehrsanalysen bei den Kinderkollektiven entsprachen in etwa den rechnerisch erhobenen Werten. Dabei handelte es sich nicht um Paralleluntersuchungen mit dem gleichen Untersuchungsmaterial. Dennoch sollte die relativ gute Übereinstimmung der Bereitstellungsergebnisse mit den tatsächlich verzehrten Energie- und Nährstoffmengen darauf hindeuten und zu erkennen geben, daß durch eine sorgsame Arbeit in den Kinderkrippen Speisenverluste weitgehend vermieden werden und wohl auch ein großer erzieherischer Einfluß auf die Nahrungsaufnahme bei den Kindern genommen wird.

Literaturhinweise

[1] Gehlert, G.: Ernährungsforschung **31** (1986) Heft 5

[2] Droese, W., H. Stolley und C. Schlage: Dtsch. med. Wschr. **97** (1972) 1029

[3] Ketz, H.-A. und M. Möhr: Ernährungsforschung **29** (1984) 157

[4] „Ordnung über den durchschnittlichen Lebensmitteleinsatz — Grundlage eines einheitlichen Ernährungsregimes für Kleinkinder im Alter von 1—3 Jahren"; Verfügungen und Mitteilungen des Ministeriums für Gesundheitswesen Nr. 17 v. 10. Oktober 1974

[5] Ketz, H.-A. und M. Möhr: Ernährungsforschung **30** (1985) 1

[6] Berger, G. und A. Gruner: Dt. Gesundh.-Wesen **33** (1978) 33

[7] Möhr, M.: Nahrung **12** (1968) 329

[8] Stolley, H., M. Kersting und W. Droese: Mschr. Kinderheilk. **128** (1980) 141

[9] Schlage, C.: Med. u. Ernähr. **6** (1972) 121

[10] Schlage, C., Stolley, H. und W. Droese: Z. Ernährungswiss. **12** (1973) 32

[11] Stolley, H., W. Droese und M. Kersting: Mschr. Kinderheilk. **127** (1949) 499

[12] Arab, L. und G. Schlierf: „Zur Eisenversorgung in Mitteleuropa"; in G. Schlierf und G. Wolfram: „Mangelernährung in Mitteleuropa?", Wiss. Verlagsgesellschaft mbH Stuttgart

[13] Weippl, G.: Eisenmangelanämien im Kindesalter; Enke Verlag Stuttgart 1974; zit. n. [11]

[14] Schulze, J. und M. Möhr: Kinderärztl. Praxis **51** (1983) 1

[15] Schlage, C. und B. Wortberg: Med. u. Ernähr. **12** (1971) 217

[16] Ketz, H.-A.: Grundriß der Ernährungslehre; VEB Verlag Gustav Fischer, Jena 1984

[17] Schlage, C.: Med. u. Ernähr. **13** (1972) 49

[18] IPCS International Programme on Chemical Safety; Environmental Health Criteria 17; Manganese, WHO Geneva 1981

[19] Schlettwein-Gsell, D. und S. Mommsen-Straub: Intern. Z. Vit.-Ern.-Forsch. **41** (1971) 268

Dr. G. Gehlert
Bezirks-Hygieneinspektion
und -Institut
DDR-8020 Dresden
Reichenbachstr. 71/73

Ernährungsforschung 31 (1986) 6, 162—166

J. Queitsch und J. M. Zepeda del Valle

Zum nationalen Ernährungsprogramm 1983 bis 1988 der Vereinigten Mexikanischen Staaten

Im Oktober 1983, fast ein Jahr nach ihrem Amtsantritt, verabschiedete die mexikanische Regierung das Nationale Ernährungsprogramm 1983—1988 (PRONAL). Bis dahin hatten sich die staatlichen Entscheidungen im Landwirtschaftssektor auf den Nationalen Entwicklungsplan 1983—1988 gestützt, der die Aufgaben für alle Volkswirtschaftszweige und die gesamte Gesellschaft Mexikos formuliert und in erster Linie als politische Plattform der Administration unter Miguel de la Madrid Hurtado anzusehen ist.
Das Verstreichen dieses relativ langen Zeitraumes bis zum Erscheinen des PRONAL erklärt sich aus der durch die kapitalistische Weltwirtschaftskrise bedingten Zuspitzung der wirtschaftlichen und sozialen Lage des Landes zu Beginn der achtziger Jahre und aus der Entschlossenheit der Regierung, die Entwicklungsziele sowohl den ökonomischen und politischen Realitäten Mexikos als auch den internationalen Bedingungen anzupassen. Aus diesen Bestrebungen ergeben sich auch neue qualitative Züge des Nationalen Ernährungsprogramms gegenüber vorangegangenen landwirtschaftlichen Entwicklungsplänen, von denen sich folgende abheben:

1. Die realistischen Einschätzungen der ökonomischen, sozialen und politischen Situation des Landes und internationaler Einflüsse
2. Das komplexe Herangehen an die Lösung des Ernährungsproblems, das die Produktion, die Verarbeitung, die Verteilung, den Konsum der Lebensmittel sowie die Einkommensverhältnisse einbezieht
3. Das Zusammenwirken aller staatlichen Institutionen, die in irgendeiner Weise mit dem Ernährungssektor zu tun haben. Konkreter Ausdruck dafür ist die Bildung des Nationalen Ernährungsrates, der sich aus 8 Ministern sowie 3 Generaldirektoren nationaler Institutionen zusammensetzt und vom Präsidenten Mexikos geleitet wird
4. Der Vorzug, der den kleinen und mittleren Bauern bei den Maßnahmen zur Produktionsförderung eingeräumt wird
5. Die Orientierung des Ernährungsprogramms auf die sozial benachteiligten Bevölkerungsschichten
6. Der Versuch einer stärkeren Einbeziehung der Bevölkerung in die Entscheidungsfindung im Rahmen der Planung.

Das Nationale Ernährungsprogramm geht von einer Charakterisierung der wesentlichen Probleme im Ernährungssektor aus; auf einige soll hier eingegangen werden.

Ernährungssituation

Ungleiche Einkommensverteilung, ein rückläufiges Wachstum der Lebensmittelproduktion, eine teilweise zweckentfremdete Verwendung von Lebensmitteln außerhalb des Ernährungssektors und Unzulänglichkeiten im Verteilungsnetz sind die Hauptschwierigkeiten, die den nationalen Lebensmittelkonsum kennzeichnen. Hierzu kommen noch demographische, kulturelle und Erziehungsfaktoren, die in dieses Problem hineinspielen. So erklärt sich, daß nur 18% der mexikanischen Bevölkerung eine ausreichende, ausgewogene und gesunde Ernährung haben. 19 Millionen Menschen, davon 13 Millionen der auf dem Lande und 6 Millionen der in den Städten lebenden, sind ausgesprochen unterernährt, d. h., ihr Verbrauch an Energie und Proteinen liegt unter den nationalen Normen. Annähernd 50% der unterernährten Bevölkerung sind Jugendliche. Noch schwieriger ist die Lage bei Kindern. Von den 2 Millionen, die jährlich geboren werden, sterben 100000 in den ersten Lebensjahren infolge mangelnder Ernährung, und eine Million leiden an physischen und geistigen Defekten.
Die Statistik weist zwar im Durchschnitt des Landes eine ausgeglichene Ernährungsbilanz aus, doch hierbei darf weder die ungleiche Verteilung noch die Tatsache übersehen werden, daß bei 40% der Bevölkerung das Minimum an Energie nicht gewährleistet ist.
Die steigende Inflationsrate, die Zunahme der Arbeitslosigkeit und der absolute Einkommensrückgang bei breiten Bevölkerungskreisen spitzt die Ernährungslage weiter zu. Die Bevölkerung wird weiter wachsen. Man rechnet hier mit einer Zunahme bis 1988 auf 83 Millionen d. h. 8 Millionen mehr als 1983.

Bereitstellung und Produktion von Lebensmitteln

Im Text des PRONAL wird darauf Bezug genommen [1], daß während langer Zeit die Regierungsaktivitäten auf die Landwirtschaftsregionen mit günstigen Produktionsbedingungen ausgerichtet waren und besonders den Ausbau der Bewässerungssysteme förderte. Das hatte zur Folge, daß die Produktion in diesen Gebieten immer mehr zum Exportmarkt tendierte, in steigendem Maße die Tierproduktion und die industrielle Verarbeitung begünstigte und den Anbau von Mais und Bohnen, auch als Basiskulturen bezeichnet, in den Regenfeldbau verdrängte. Letztlich führte diese Entwicklung zur Polarisierung des Reichtums in den Händen der Agrarproduzenten, die mit modernen Produktionsmitteln wirtschafteten, während eine große Anzahl von kleinen Bauern, Ejidomitgliedern [2], Angehörige von Indianergemeinschaften, kleinen Siedlern und eine wachsende Zahl

von Landarbeitern ohne Bodenbesitz vielfach nicht die Voraussetzungen haben, die materiellen und geistigen Mindestbedürfnisse zu befriedigen.
Bis Mitte der sechziger Jahre hatte trotzdem die einheimische Landwirtschaft den Bedarf an Lebensmitteln abgedeckt und die Überschüsse exportiert. Infolge der Politik der Reduzierung der öffentlichen Investitionen auf dem Lande Ende der fünfziger und Anfang der sechziger Jahre, der ungleichen Austauschverhältnisse zwischen Stadt und Land sowie des wachsenden Eindringens internationaler Lebensmittelkonzerne, kam es jedoch seit 1965 zum Rückgang des Wachstums der Lebensmittelproduktion.
Die spontane Marktregulierung, die Preispolitik für landwirtschaftliche Produkte und die Handelsbedingungen für landwirtschaftliche Produktionsmittel begünstigten den Transfer eines Teils des landwirtschaftlichen Kapitals in den urbanen Sektor und verursachten schließlich eine Tendenz der Entkapitalisierung der Landwirtschaft.
Der Anbau von Mais, Weizen und Bohnen erwies sich als nicht mehr rentabel, so daß die Basiskulturen mehr und mehr durch Sorghum, Soja und Gemüse verdrängt wurden, wie auch die Abbildung 1 in der Tendenz verdeutlicht.
Mit Recht wird im vorliegenden Dokument immer wieder auf den Einfluß internationaler Konzerne Bezug genommen, die durch ihr System der Finanzierung der Produzenten und Erfassung der Produkte den Übergang zum Anbau profitabler Kulturen beschleunigen.
Die steigende Nachfrage nach tierischen Produkten in bestimmten Bevölkerungskreisen hat in den letzten 20 Jahren eine überdurchschnittliche Steigerung der Tierproduktion ausgelöst

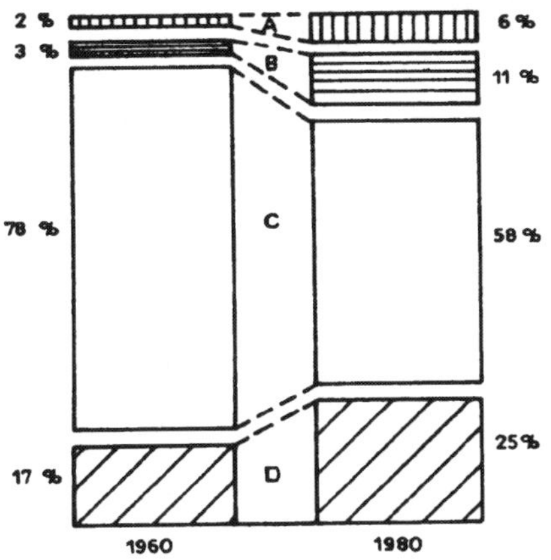

Abb. 1. Verteilung der Erntefläche in den Jahren 1960 und 1980
(A = Ölfrüchte, B = Futter, C = Getreide, D = andere Kulturen) [1]

und die Ausdehnung der Futterkulturen auf Kosten der Basiskulturen beschleunigt. Schließlich werden im Text der erhebliche technologische Rückstand und die unzulänglichen Produktionsbedingungen im Regenfeldbau angesprochen, denen die niedrige Produktivität im Anbau anzulasten ist.

Importabhängigkeit

Ausgelöst durch den Rückgang des Produktionswachstums bei Lebensmitteln, den Verlust der staatlichen Kontrolle über die Lebensmittelkette, ihre Desintegration und die Veränderung in der Nachfragestruktur bei Lebensmitteln stiegen immer mehr die Importe bei Getreide, Ölfrüchten und tierischen Produkten wie Milch und Eier, aber auch die Einfuhren von landwirtschaftlichen Produktionsmitteln sind ständig gewachsen. Die Tabelle 1 vermittelt einen Überblick über die zugenommenen Lebensmittelimporte zwischen 1965 und 1982.

Verteilung und Vermarktung

Das Hauptproblem im System der Verteilung und Vermarktung stellt das überdimensionale Netz von Zwischenhändlern und privaten Kleintransportunternehmern dar, die die Endververbraucherpreise überproportional hochtreiben Unzulänglichkeiten in der Infrastruktur, im Erfassungssystem, in der Lagerung, im Verteilungsnetz, im Transport und im Handel verursachen Lebensmittelverluste, die bei Getreide 10%, bei Obst und Gemüse 30% und bei Meeresprodukten ca. 50% ausmachen.
Der Staat ist nur mit 24% am System der Verteilung und Vermarktung beteiligt. Vielfach hat der Rückgang der Lebensmittelproduktion im Lande dazu geführt, daß der Staat aufgrund der Notwendigkeit der Sicherung des Lebensmittelaufkommens und der Rohstoffbereitstellung Importe bevorzugte, während er das einheimische Erfassungswesen immer mehr vernachlässigte.
Symptomatisch ist die Konzentration des Kleinhandels auf dem Lande mit allen Nachteilen. Damit ist der Landbevölkerung die Bürde auferlegt, den Preis für die soziale Rückständigkeit in zahlreichen Regionen des Landes zu zahlen.

Staatliche Regulierung in der Ernährungskette

Die Widersprüchlichkeit der staatlichen Aktionen in der Ernährungskette trat vor allem in regionalen Operationen zutage, wo besonders die großen Entfernungen von Entscheidungszentren zu Konflikten führten. Es hat aber in der jüngsten Vergangenheit nicht an Versuchen gefehlt, die Regulierung komplex anzuwenden, und erste Erfolge in ihrer Integration sind schon eingetreten.
Auf der Grundlage der Einschätzung der Situation im Ernährungssektor werden in den folgenden Abschnitten des Nationalen Ernährungsprogramms die Ziele und Maßnahmen der zukünftigen Strategie in der Land- und Nahrungsgüterwirtschaft definiert.

Hauptziele des PRONAL

Als Hauptziele sind formuliert:
- Die Erlangung der Souveränität in der Lebensmittelversorgung
- Die Schaffung von solchen Ernährungsbedingungen, die jedem Mexikaner Voraussetzungen für die volle körperliche und geistige Entwicklung sichern.

Die nationale Entscheidung über die Ernährungspolitik liegt in den Prinzipien der mexikanischen Revolution begründet, nach denen alle mexikanischen Bürger das Recht auf Wohlstand, Freiheit und Sicherheit haben, zu dessen Wahrung das Nationale Ernährungsprogramm beitragen soll. Hinter dieser Formulierung verbirgt sich die politische Tragweite des Pro-

Tabelle 1
Produktion und Importe bei Getreide und Ölfrüchten (Mio t) [1]

Zeitraum	Getreide		Ölfrüchte	
	Produktion	Importe	Produktion	Importe
1965–1969	61,065	0,982	5,846	0,051
1970–1974	62,389	6,112	6,728	0,754
1975–1979	66,434	10,006	7,437	2,261
1980–1982	55,034	11,205	4,129	2,309

gramms, die auf der Tatsache beruht, daß eine unabhängige nationale Entwicklung unmöglich ist, wenn ein Land durch umfangreiche Importe an Grundnahrungsmitteln seine Ernährungsstrategie nicht frei bestimmen kann und das um so weniger, wenn der Welthandel an Getreide in den Händen einiger weniger, in diesem Falle nordamerikanischer, Monopole konzentriert ist.
Im engen Zusammenhang mit der Souveränität der Ernährung steht die freie Entscheidung der Gesellschaft über die Normen der Produktion, der Verteilung und des Konsums von Nahrungsmitteln. Sie ist die Voraussetzung dafür, daß das zweite Hauptziel ebenfalls Realität werden kann.

Leitlinien der Ernährungsstrategie

Die Grundorientierungen des Nationalen Ernährungsprogramms, die sich in allen Maßnahmen widerzuspiegeln haben, sind gekennzeichnet durch:

- Die Integration und Dynamik der Phasen des Ernährungskomplexes, der als Kette von Produktion, industrieller Verarbeitung, Vermarktung und Konsum dargestellt ist, mit dem Ziel der Erhöhung der Effektivität, des Vermeidens von Störungen im Ablauf der Operationen und der Beteiligung der landwirtschaftlichen Produzenten in allen Phasen
- Selektive Programme mit ausgewählten Kriterien, angepaßt an die Charakteristika und Bedürfnisse sozial benachteiligter Bevölkerungsschichten
- Vorrangige Förderung kleiner und mittlerer Produktionseinheiten in den verschiedenen Phasen der Ernährungskette unter Berücksichtigung des direkten Weges vom Produzenten zum Konsumenten
- Die Dezentralisierung des produktiven und kommerziellen Apparates mit dem Ziel der besseren Befriedigung der regionalen Bedürfnisse
- Schaffung regionaler Systeme zur Produktion von Nahrungsmitteln, die auf der örtlichen Selbstversorgung und einer gerechteren Verteilung der Lebensmittel beruhen
- Bewahrung und adäquate Nutzung der natürlichen Ressourcen zur Nahrungsmittelproduktion
- Priorität der staatlichen Ausgaben zugunsten des Ernährungskomplexes
- Koordinierte staatliche Regulierung aller Institutionen im Interesse der Erfüllung des Programms.

Der Forderung der gerechteren Verteilung der Lebensmittel wird das PRONAL dadurch gerecht, daß dieser Problematik ein spezieller Abschnitt im Programm eingeräumt worden ist.

Nahrungsmittel für sozial Benachteiligte

Die mexikanischen Planungsexperten zogen in Betracht, daß 1983/84 mit einem weiteren Rückgang der zahlungsfähigen Nachfrage vor allem bei den niedrigen Einkommensschichten zu rechnen ist und erst 1988 das Ernährungsniveau von 1982 wieder erreicht sein wird. Diese Entwicklung ist die Folge der Wirtschaftskrise und der voraussichtlich sehr langsamen ökonomischen Wiederbelebung nach 1985.
Sollen jedoch die Ziele des Ernährungsprogramms Wirklichkeit werden, so sind außerordentliche Maßnahmen zugunsten der Bevölkerung mit niedrigem Einkommen unumgänglich. Diesem Erfordernis wird die Konzentration der Aktivitäten auf die „Zielbevölkerung“ gerecht. In absoluten Zahlen ausgedrückt, handelt es sich dabei 1984 um 30 Millionen Menschen, 1988 werden es 33 Millionen sein.
Innerhalb der Kategorie der Zielbevölkerung sollen Vorschulkinder sowie schwangere und stillende Frauen, auch „Vorzugsbevölkerung“ genannt, den Vorrang erhalten. Sie sind 1984 auf 6,7 Millionen und für 1988 auf 6,3 Millionen geschätzt worden.
Darüber hinaus definiert das PRONAL „Prioritätslebensmittel“, wie Mais, Weizen, Bohnen, Reis, Zucker, Öle, Pflanzenfette, Geflügelfleisch, Eier, Milch und Fisch. Für die Herstellung und Verarbeitung dieser Produkte hat der Staat seine Mittel erstrangig einzusetzen und die Versorgung der „Ziel-“ und „Vorzugsbevölkerung“, vor allem in den Armutszonen des Landes, abzusichern. Das schließt nicht aus, daß die Produktion und Verarbeitung von Fleisch, Obst und Gemüse insbesondere aus der Sicht der notwendigen Veränderungen der Konsumgewohnheiten zugunsten einer gesunden Ernährung im Nationalen Ernährungsprogramm Berücksichtigung finden.
Für 1984 und 1988 ist folgender Pro-Kopf-Bedarf an Prioritätslebensmitteln für die „Zielbevölkerung“ veranschlagt worden (siehe Tabelle 2).
Die Tabelle veranschaulicht, daß die wirkliche Nachfrage für 1988 die von 1982 nicht übersteigt, bei Milchprodukten bleibt sie sogar unter dem Niveau von 1982. Eine Verbesserung des Prokopfverbrauches an Nahrungsmitteln ist somit nur durch das Sonderprogramm zu erreichen, wobei im Falle von Mais, Weizen, Milchprodukten und Fisch beachtliche Steigerungen angestrebt werden. In den Planzahlen spiegeln sich auch ernährungsphysiologische Aspekte wider, wie die Pro-Kopf-Steigerung bei Milchprodukten und Fisch und das Aufrechterhalten des Konsumniveaus bei Zucker im Vergleich zu 1982 und dessen Reduzierung bei Getreide gegenüber 1984.
Aus der Zielstellung zur Bereitstellung von Nahrungsmitteln sind im PRONAL nachfolgend die Aufgaben für die einzelnen Sektoren in der Nahrungsmittelkette abgeleitet.

Agrarproduktion

Die wachsende Nachfrage nach Lebensmitteln soll in Zukunft aus eigener Produktion abgedeckt werden. Das Schwergewicht liegt dabei in erster Linie auf der Getreideproduktion. Da der Getreideanbau überwiegend im Regenfeldbau betrieben wird, erfahren die produktiven Ressourcen in diesen Regionen ihre Aktivierung.

Tabelle 2
Pro-Kopf-Bedarf an „Prioritätslebensmitteln“ für die „Zielbevölkerung“ 1984 bis 1988 (kg pro Kopf und Jahr) [1]

Produkte	Effektive Nachfrage			Durch Sonderprogramm	
	1982	1984	1988	1984	1988
Mais	124,4	134,8	124,5	136,8	130,1
Weizen	26,6	16,5	25,1	36,1	35,6
Bohnen	15,3	14,9	15,1	16,1	16,3
Reis	6,0	4,1	5,7	6,1	—
Zucker	29,3	22,1	28,1	27,1	29,6
Pflanzenöle und -fette	5,5	3,4	5,1	6,8	—
Eier	5,8	2,8	5,3	6,0	8,0
Milch und -produkte	58,7	27,3	53,3	57,7	66,6
Geflügelfleisch	2,4	0,7	2,2	2,5	—
Fisch	2,9	1,3	2,7	4,3	5,7

Im einzelnen sind dafür folgende Schritte vorgesehen:
- Neuordnung der staatlichen Förderungsmittel zugunsten der Produktion von „Prioritätslebensmitteln" im Regenfeldbau
- Erweiterung der Kapazitäten für die Tier- und Pflanzenproduktion
- Bessere Nutzung der Produktionsressourcen
- Juristische Sicherung des Bodenbesitzes
- Organisation der Agrarproduzenten
- Integration der Produzenten in die Verarbeitung und Verteilung bzw. Vermarktung der Lebensmittel.

Verarbeitungsindustrie

Hier werden vor allem bessere Konservierungsverfahren angestrebt, um Lebensmittel gleichmäßig und über das ganze Jahr hinweg bereitzustellen und auch neue Produkte mit ins Angebot aufzunehmen. Der Verarbeitungsindustrie, das betrifft sowohl staatliche als auch private Unternehmen, ist die Auflage erteilt, sich der Verarbeitung von „Prioritätslebensmitteln" zuzuwenden, gleichzeitig hat sie die Beziehung zu den Agrarproduzenten direkt unter Ausschaltung der Zwischenhändler zu gestalten sowie darüber hinaus neue Arbeitsplätze für die Landbevölkerung zu schaffen.
Einzelmaßnahmen in diesem Sinne sind:
- Reorganisierung der staatlichen Beteiligung in Lebensmittelbetrieben zugunsten der gesellschaftlichen Prioritäten
- Einbeziehung der Lebensmittelindustrie in das staatliche Investitionsprogramm
- Reduzierung der Abhängigkeit der Lebensmittelindustrie von ausländischen Technologien, Rohstoffen und Ausrüstungen
- Verbesserung des Nährstoffgehaltes der industriell verarbeiteten Lebensmittel.

Handel

Dem Handel, als Bindeglied zwischen Agrarproduzenten, Verarbeitungsindustrie und Kosumenten, obliegt die Verantwortung, Lebensmittelverluste zu reduzieren, Produkte zu akzeptablen Preisen auf den Markt zu bringen und die Versorgung der „Zielbevölkerung" zu verbessern. Im einzelnen dienen dazu:
- Modernisierung des Erfassungssystems und Sicherung angemessener Aufkaufpreise
- Integration der kommerziellen Infrastruktur und des Transportwesens unter Berücksichtigung der Interessen der Produzenten und der Lage sowie der Ausdehnung der Märkte
- Revision der Subsidien für Lebensmittel zugunsten der Reduzierung der Endverbraucherpreise.

Konsum

Grundlagen für eine ausgeglichene und gesunde Ernährung sind die reale Bereitstellung von Lebensmitteln über das ganze Jahr und an alle Verbraucher, der Erwerb gesunder Ernährungsgewohnheiten und der Zugang der Bevölkerung zu den Lebensmitteln auf der Basis entsprechender Einkommensverhältnisse. Deshalb ist es ein Grundanliegen des PRONAL sowie aller anderen staatlichen Entwicklungspläne, die ungleichen Verteilungsverhältnisse in der mexikanischen Gesellschaft zu überwinden. Das Informationswesen, die Forschung, das Kontrollsystem, die Beratung sowie die Subsidienpolitik im Ernährungssektor richten sich daher in besonderem Maße auf die Bevölkerungsschichten, die der Hilfe der Gesellschaft bedürfen.
Weitere Aspekte der Stabilisierung der Ernährungskette beziehen sich auf die staatliche Finanzierungspolitik, das Steuersystem, den Preismechanismus, die Forschung, die Berufsausbildung und das Kommunikationswesen. Alle Elemente der Nahrungsmittelkette sind durch entsprechende staatliche Regulierungsmaßnahmen so miteinander zu koordinieren, daß die Ziele des Nationalen Ernährungsprogramms Wirklichkeit werden können. Dem Staat obliegt damit auch die Verantwortung dafür, daß die öffentlichen Aufwendungen für den Ernährungskomplex in Programmen von annähernd 50 staatlichen Institutionen integriert zugunsten der Ziele des PRONAL eingesetzt werden.

Perspektiven der Verwirklichung des PRONAL

Die Anstrengungen der mexikanischen Regierung und gesellschaftlichen Institutionen, die in den letzten beiden Jahren zugunsten des PRONAL unternommen wurden, lassen nicht an der Ernsthaftigkeit des Willens zweifeln, die Unter- und Fehlernährung in der mexikanischen Bevölkerung und deren schlimmste Auswirkungen zu überwinden. Dieser Eindruck wird noch dadurch verstärkt, daß sich einerseits die sozialen Probleme in der mexikanischen Gesellschaft durch die Politik der wirtschaftlichen Wiederbelebung auf Kosten der Einkommen der Werktätigen zuspitzen, andererseits aber das Programm zur Verbesserung der Ernährung der sozial benachteiligten Bevölkerungskreise verspricht, soziale Konflikte hinauszuschieben.
Partielle Lösungen zugunsten des PRONAL sind mit massiven politischen Aktivitäten der mexikanischen Regierungspartei verbunden, die an die Bevölkerung appelliert, Verständnis für die ökonomische Lage des Landes aufzubringen und von ihr die Bereitschaft erwartet, an der Krisenüberwindung durch Konsumverzicht und Einkommensreduzierung mitzuwirken.
Trotz aller subjektiver Entschlossenheit der Regierung wird die Verwirklichung des PRONAL kein gradliniger und widerspruchsloser Prozeß sein können, wofür eine Reihe von sozialen Erscheinungen sprechen, von denen nachfolgend einige kurz betrachtet werden sollen:
1. Im PRONAL wird die Hoffnung geweckt, daß ab 1985 die schlimmsten Krisenfolgen überwunden sein werden, mit einer wirtschaftlichen Wiederbelebung zu rechnen ist und sich die Einkommensverhältnisse verbessern werden. In der Tat ist ein partielles ökonomisches Wachstum eingetreten [3], aber gleichzeitig halten die Lohnerhöhungen nicht mit den permanenten Preissteigerungen Schritt, und damit sinkt objektiv das Einkommen der Werktätigen weiter. Am stärksten sind davon die Mindestlohnempfänger betroffen. Schließlich lassen die jüngst durchgeführten Kürzungen im Staatshaushalt um 100 Milliarden Pesos befürchten, daß es zu Einschränkungen in den Sozialprogrammen kommen wird und daß die Chancen für die Realisierbarkeit des PRONAL sinken [4].
2. Zu den Prinzipien der mexikanischen Wirtschaftsführung gehört, daß die privaten Unternehmer von der Notwendigkeit der Unterordnung unter die staatlichen Zielsetzungen überzeugt werden müssen. Solange damit auch der Profit gewährleistet ist, sind auch zeitweilige Übereinkünfte möglich. Die Praxis zeigt aber, daß bestimmte Unternehmerkreise ihren individuellen Interessen nachgehen, und das entspringt objektiv dem Kapitalverhältnis. Das jüngste Beispiel war der Boykott der Fleischzulieferungen in die mexikanische Hauptstadt durch Tierproduzenten und Zwischenhändler, um noch höhere Fleischpreise zu erzwingen. Über lange Zeit war Rind-

fleisch Mangelware, und am Ende bezahlten die Verbraucher höhere Preise als vorher, da die Produzenten und Zwischenhändler die staatlichen Bestimmungen durchlöchert haben [5].

3. In der Praxis wird es sich als kompliziert erweisen, die einheimische Lebensmittelindustrie als Konkurrenten zu den Filialen internationaler Lebensmittelkonzerne auszubauen, da letztere durch moderne Technologien, ihr internationales Konzernnetz und ihr Vertragssystem den einheimischen Betrieben gegenüber im Vorteil sind. In diesem Zusammenhang bedeutet auch die Haushaltkürzung für das Staatsunternehmen CONASUPO, das sich der Verarbeitung und dem Handel von Lebensmitteln widmet, faktisch eine Schwächung der Position des Staates im industriellen und kommerziellen Sektor [6]. Letztlich wird es nicht zu umgehen sein, durch staatliche Einschränkungen die Macht der internationalen Konzerne zurückzudrängen, soll das PRONAL soziale Wirklichkeit werden.

4. Die Förderung der Produzenten im Regenfeldbau ist eindeutig ein positives Moment der mexikanischen Agrarpolitik und wird auch zu einer Erhöhung der Getreideproduktion führen. Das Ziel der Selbstversorgung könnte jedoch schneller erreicht werden, wenn durch staatliche Regulierungsmaßnahmen die Produzenten in den Bewässerungsregionen angeregt würden, einen Prozentsatz der Anbaufläche für die Getreideproduktion zu nutzen. Wird die gegenwärtige Orientierung aufrechterhalten, sind es die Bauern allein, die die Verantwortung der Selbstversorgung mit Getreide zu tragen haben, während sich die Agrargroßunternehmer dem Anbau finanziell einträglicher Kulturen widmen.

5. Der ideologische Umorientierungsprozeß der Angestellten der staatlichen Leitungs- und Beratungsorgane für die Landwirtschaft ist ein langwieriger Prozeß. Die Maßnahmen zur Förderung der bäuerlichen Landwirtschaft werden infolgedessen längeren Zeitraum in Anspruch nehmen.

Zwischen den Absichten der Regierung und den objektiven Realisierungsmöglichkeiten besteht oft eine Kluft, die der Verwirklichung des PRONAL Hindernisse in den Weg legt. Letztlich werden es jedoch die organisierten Werktätigen sein, die in Stadt und Land ein wichtiges Wort mitzureden haben, daß die mexikanischen Sozialprogramme Wirklichkeit werden und individualistische sowie reaktionäre Interessen zurückgewiesen werden.

Literaturhinweise und Erläuterungen

[1] Programma Nacional de Alimentacion 1983—1988, Sintesis Ejecutiva, Mexico 1983

[2] Im Ergebnis der mexikanischen Revolution entstandene Form des kommunalen Zusammenlebens eines Teils der mexikanischen Bauern, die teilweise auch ihre Produktion gemeinschaftlich betreiben

[3] El Dia, Mexico, 15. 2. 1985, S. 10

[4] El Dia, Mexico, 8. 2. 1985, S. 5

[5] Desmanes de la carne, Proceso No. 432, Mexico, 11. 2. 1985

[6] El Dia, Mexico, 13. 2. 1985, S. 5; 23. 2. 1985, S. 4 und 8

Dr. sc. J. Queitsch
Sektion Pflanzenproduktion
Bereich Ausländische Landwirtschaft
Humboldt-Universität
DDR-1054 Berlin
Brunnenstr. 7
und
Ing. J. M. Zepeda del Valle
Autonome Universität
Chapingo/Mexiko

Ernährungsforschung **31** (1986) 6, 166—168

M. Möhr, I. Kormann, G. Pose, D. Mikalauskaite und A. Valatkaite

Untersuchungen zum Ernährungsverhalten von Schulkindern der 6. Klasse in der DDR und in der Litauischen SSR

In der Gesundheitspolitik der entwickelten sozialistischen Gesellschaft ist die gesunde Lebensführung aller Bürger eine prinzipielle Zielstellung. Die gesunde Lebensführung wird maßgeblich mitbestimmt durch ein adäquates Ernährungsverhalten. Über das Ernährungsverhalten liegen z. Z. noch relativ wenige wissenschaftliche Informationen vor. Dies hat seine Ursache einerseits in der Vielschichtigkeit des Ernährungsverhaltens und andererseits in der noch nicht ausreichenden Koordinierung der sehr unterschiedlichen Wissenschaftsdisziplinen — wie z. B. Ökonomie, Soziologie, Verhaltensforschung, Psychologie, Ernährungswissenschaft, Humanbiologie, Medizin —, die an der komplexen Erforschung des Ernährungsverhaltens beteiligt sein müßten.

Das Ernährungsverhalten äußert sich in allen Aktivitäten des Menschen, die auf die Befriedigung seiner Ernährungsbedürfnisse gerichtet sind. Diese Aktivitäten sind eine dialektische Einheit von Wissen und Handeln, von Einstellungen, Motiven einschließlich ihrer ökonomischen, sozialen, psychologischen oder physiologischen Ausgangsbasis und ihrer Umsetzung in Handlungen. Ernährungsverhalten beginnt bei der Beschaffung von Lebensmitteln (z. B. Einkauf, Eigenerzeugung, gesellschaftliche Speisenwirtschaft), ihrer Lagerung und Bevorratung und setzt sich fort in ihrer typischen Zubereitung bis hin zu den individuellen Eigenarten des direkten Verzehrs.

Zur Zielstellung der Untersuchungen

Die Ernährungsforschung muß Untersuchungen zum Ernährungsverhalten in ihre Aufgabenbereiche einbeziehen. Zur Bewertung des Ernährungsverhaltens, einer Beurteilung, inwieweit es in Einklang steht mit persönlichen und gesellschaftlichen Bedürfnissen, sind entsprechende Analysen seiner Erscheinungsformen und deren Ursachen notwendig.
Im Rahem komplexer Untersuchungen zur Ernährungssituation bei Schulkindern [1] wurde die Gelegenheit genutzt, einiges über das Ernährungsverhalten von 11- bis 13jährigen Schulkindern zu erfahren. Besonderer Aufschluß aus diesen Untersuchungen wird dadurch erwartet, daß die Erhebungen sowohl an Schulkindern aus der DDR als auch aus der Litauischen SSR durchgeführt wurden. Da die Informationen zum Ernährungsverhalten von den Schülern selbst kommen sollten, war eine Begrenzung in der Auswahl von Verhaltensparametern nötig. Dies vor allem auch, weil der Untersuchungsumfang mit Rücksicht auf die Belastbarkeit der Schulkinder begrenzt war.
Ziel der gemeinsamen Untersuchungen war es, typische Verhaltensmuster bei Schulkindern beider Länder zu erkennen, um Maßnahmen zur rationellen, gesundheitsfördernden Ernährungsweise im Jugendalter ableiten zu können. Die Erziehung zum richtigen Ernährungsverhalten ist eine permanente Aufgabe. Sie ist begründet sowohl im gesellschaftlichen Interesse als auch im Interesse eines jeden einzelnen Menschen. Von besonderer Bedeutung ist richtiges Ernährungsverhalten bei Kindern einerseits, weil sowohl durch die Art der Nahrung als auch durch die Ernährungsweise die körperliche und geistige Entwicklung, die Leistungsfähigkeit, die Widerstandskraft, die gegenwärtige wie auch die zukünftige Gesundheit in besonderem Maße mitbestimmt werden, andererseits, weil in der Kindheit geprägte Ernährungsmuster nicht selten bis ins Erwachsenenalter beibehalten werden. Deshalb sind Kinder aller Altersstufen besonders wichtige Zielgruppen hinsichtlich der Erziehung zu richtigem Ernährungsverhalten.
Zur Ableitung von allgemeinen und spezifischen Erziehungsschwerpunkten wurden die folgenden Untersuchungen mit dem Ziel durchgeführt, einen ersten orientierenden Überblick über ausgewählte Aspekte des Ernährungsverhaltens 11- bis 13jähriger Schüler zu erhalten. Dabei wird zunächst die beschreibende Darstellung noch überwiegen. Die in den nachfolgenden Mitteilungen vorgestellten Ergebnisse orientieren vorwiegend auf folgende ausgewählte Schwerpunkte des Ernährungsverhaltens:

- Mahlzeitenhäufigkeit
- Mahlzeitenrhythmus
- Mahlzeiten im Familienkreis
- Beliebtheit des Essens im allgemeinen
- Rolle der Schülerspeisung
- Interesse an Fragen einer gesunden Ernährung
- Quellen der Information zur gesunden Ernährung
- Einflüsse aus der Familie auf die Ernährung (aus der Sicht der Schüler).

Die Auswahl der zu Untersuchenden Schwerpunkte des Ernährungsverhaltens und der das Verhalten beeinflussenden Faktoren erfolgte in Übereinstimmung mit den Kooperationspartnern und den Ministerien für Volksbildung. Außerdem wurden gemeinsame Absprachen getroffen hinsichtlich des Umfangs der Untersuchungen, der Auswahl der Schüler (Klassenstufe, Territorium) und der organisatorischen Vorbereitung der Untersuchungen. Diese Absprachen und methodischen Übereinstimmungen sind eine wesentliche Grundlage für die Vergleichbarkeit der Resultate. Insgesamt wurden die in Abbildung 1 zusammengefaßten Aussagenkomplexe angestrebt.

Zur Methodik

Allgemeines

Auf Grund der gegebenen Untersuchungskapazitäten und entsprechend den Vorstellungen der Ministerien für Volksbildung ergab sich die schriftliche, standardisierte Gruppenbefragung im Klassenkollektiv für die vorgesehene Erfassung des Ernährungsverhaltens der Schulkinder als die ge-

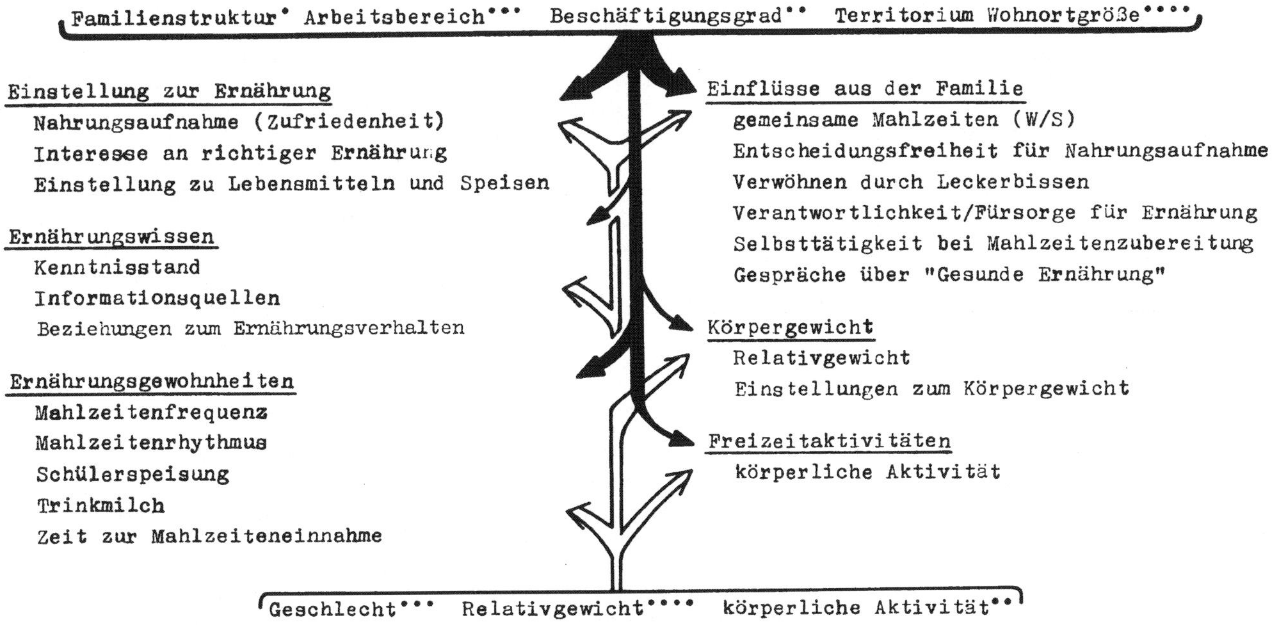

Abb. 1. Einflüsse auf die Ernährung von Schulkindern. Die Anzahl der Punkte und die Stärke der Linien kennzeichnen die Bedeutung des Einflusses: . = geringer Einfluß; .. = mittlerer Einfluß; ... = starker Einfluß; .... = sehr starker Einfluß

eignetste Form. Sie garantiert für die auszuwählenden Kollektive einen hohen Beteiligungsgrad, eine große Rücklaufquote, eine weitgehend einheitliche Milieu-Gestaltung sowie die Kontrolle über den Grad äußerer Einflüsse auf die Wahl der Antworten. Es wurde abgesichert, daß die Befragung nur von einigen wenigen Untersuchern durchgeführt wurde, die sich im methodischen, psychologischen und organisatorischen Vorgehen vorher abgestimmt und eingeübt hatten. Auf diese Weise wurden eine Durchführungsobjektivität und die Untersuchungsleiterkonstanz gewährleistet.
Im einzelnen waren für das Befragungsprogramm zu berücksichtigen:

— Der Umfang der Testfragen war zu limitieren, um die Schüler nicht zu überfordern, die Befragungszeit von 45 Minuten einzuhalten
— EDV-gerechte Gestaltung des Antwortsystems
— Einhaltung geschlossener Fragetypen mit vorgegebenen Antwortmöglichkeiten.

Bei dieser Konzeption waren die altersmäßigen Besonderheiten der Zielgruppe zu berücksichtigen. Dazu waren zuvor entsprechende Modell- und Testerhebungen durchgeführt worden.
Der Zeitaufwand für die Erhebung lag bei 40 bis 60 Minuten im Bereich des Zumutbaren für Schüler der 6. Klasse. Inhaltliche, methodische oder organisatorische Änderungen mußten während der Hauptuntersuchungen nicht vorgenommen werden. Alle Erhebungen in den Kollektiven konnten innerhalb eines Jahres abgeschlossen werden. Den in den nachfolgenden Mitteilungen vorgestellten Untersuchungsergebnissen kann ein hoher Grad an Zuverlässigkeit zugesprochen werden, auch wenn empirische Untersuchungen immer nur einen momentanen Querschnitt aus der Realität widerspiegeln können.

Tabelle 1
Gruppierung der Schüler nach Merkmalen und Merkmalskategorien und prozentuale Stärke der Schülergruppen — bezogen auf N = Untersuchungsgesamtheit; DDR: N = 1602; Lit. SSR: N = 720

Merkmale	Merkmalskategorien	Gruppenstärke in %	
		DDR	Lit. SSR
Biologische:			
Geschlecht	Jungen	51	49
	Mädchen	49	51
Körpergewicht	leicht	23	18
	normal	68	72
	schwer	9	10
körperliche Aktivität in der Freizeit	wenig aktiv	23	31
	aktiv	68	47
	sehr aktiv	9	21
Soziale:			
Wohnort	Großstadt	34	29
	Stadt	32	38
	Landgemeinde	34	33
Familienstruktur (= Vollständigkeit der Familie)	Fam. vollständig (= Vater und Mutter)	90	83
	Fam. nicht vollständig (= Vater oder Mutter alleinstehend)	10	17
Beschäftigungsgrad der Eltern	vollbeschäftigt (beide E. bzw. der Alleinstehende)	67	82
	teilbeschäftigt (mindestens einer von den Eltern)	24	16
	nicht berufstätig (mindestens einer von den Eltern)	9	2
Arbeitsbereich der Eltern	ausschließlich Landwirtschaft	10	16
	andere Bereiche	75	74
	Landwirtschaft bzw. andere Bereiche	15	10

Spezielle Hinweise

Zur Charakterisierung der Untersuchungsgesamtheit und der Klassifizierung einiger wesentlicher biologischer und sozialer Parameter wird auf die Tabelle 1 verwiesen. Im einzelnen ist anzumerken:
Der Zuordnung zu den Körpergewichts-Kategorien liegen die körperhöhenbezogenen Normgewichtstabellen für Kinder und Jugendliche nach Oemisch [2] zugrunde und die Unter- bzw. Überschreitung der einfachen Standardabweichung.
Die körperliche Aktivität wurde auf Grund einer Punkteberechnung für Freizeitaktivitäten nach Art, Häufigkeit und Dauer beurteilt.
Auf Grund des unterschiedlichen Einschulungsalters in der DDR und der Lit. SSR waren die litauischen Schüler der 6. Klasse jeweils im Mittel um etwa 1 Jahr älter (DDR: Jungen 12,3 Jahre, Mädchen 12,2 Jahre; Lit. SSR: Jungen 13,1 Jahre, Mädchen 13,2 Jahre).
Bei der Auswahl der Kinder nach dem Wohnort wurde eine annähernd gleichmäßige Verteilung auf die drei Merkmalskategorien (Großstadt, Stadt, Landgemeinde) angestrebt.
Bei den Angaben zum Arbeitsbereich der Eltern konnte nur zwischen Landwirtschaft und anderen Bereichen unterschieden werden, da eine weitere Differenzierung nicht von allen Schülern gegeben werden konnte.
Die Auswertung der Erhebungen zum Ernährungsverhalten erfolgte mittels EDV-Programmen vorwiegend zur Berechnung der relativen Häufigkeiten für die einzelnen Antworten. Sie dienten zur Charakterisierung gruppenspezifischer Sachverhalte, Einstellungen, Meinungen und Vorstellungen. Die Signifikanz von Unterschieden zwischen den relativen Antworthäufigkeiten wurde innerhalb der Gruppen- oder Faktorenmerkmale mit dem t-Test für relative Häufigkeiten bestimmt. Unterschiede gelten im Rahmen dieser epidemiologischen Untersuchungen zum Ernährungsverhalten dann als gesichert, wenn sie mit einer statistischen Sicherheit von mindestens 95% nachgewiesen sind. Zur Verallgemeinerungswürdigkeit der Untersuchungsergebnisse ist festzustellen, daß sie primär und in besonderen Details vorwiegend auf die an der Erhebung beteiligten Schülerkollektive zutreffen; in der Aussagetendenz lassen sie sich jedoch auf alle Schüler dieser Altersgruppe übertragen.

Ernährungsforschung 31 (1986) 6, 169—172

G. Bolduan, U. Kesting, R. Schneider und E. Schnabel

Ernährungsphysiologische und mikrobiologische Aspekte der Schweineernährung

Neuere Forschungen zu bestimmten Futtermittelgruppen beim Schwein begannen in der DDR ursprünglich zur weiteren Präzisierung ihrer Nettoenergiegehalte und ihres Einsatzumfanges, so für Strohpellets an Sauen [8], für teilhydrolysiertes Strohmehl an Mastschweinen, Sauen und Ferkeln [1, 21], für Grobfutter allgemein [3] sowie für Rüben und Kartoffeln [13, 17, 12]. Es wurden für Sauen lysinreiche Konservate aus grüner Luzerne entwickelt [32] und Faserdiäten für Absetzferkel [25, 5]. Da zunehmend die hier entscheidende Rolle der Dickdarmverdauung erkannt wurde [23, 7, 2, 11, 19], erfolgten vermehrt Untersuchungen physiologischer Futterwirkungen [4] und Verdaulichkeitsmessungen am Ileum. Sie führen zu einer weitaus präziseren Futterwert-Bestimmung, als es die bislang nur chemisch-analytisch bestimmten Inhalte (Nährstoffe) der Futtermittel und Bilanzmethoden am intakten Tier erlauben.

Tierseitig stellten sich ernährungsphysiologische Bedürfnisse mit diesen Forschungen als sehr entscheidend für Gesundheit und Fortpflanzungsleistungen heraus. Sauen und Ferkel wurden durch ihre stark wechselnden Nahrungsansprüche bzw. -angebote ideale Anwendungsobjekte für Diäten. Speziell die bisher im „Futterwert" vernachlässigte Nährstoffgruppe, die Kohlenhydrate und darunter besonders die Rohfaser, erwies sich als der am meisten komplex wirkende Teil der Nahrung und erbrachte bei gezielter Fütterung verringerte Verluste, verbesserte Fortpflanzungsleistungen und eine Einsparung an Medikamenten [29, 31, 18, 21].

In dieser Arbeitsrichtung sind neben den üblichen Futterprüfungen (Bestandteile des Futters in chemischer Analyse, Futteraufnahme, Ansatz, N-Bilanzen, Verdaulichkeit) Erweiterungen auf physiologische Parameter (Flußraten an Ileozäkal-Fisteln; Maße des Traktes; Verteilung der Digesta in den Traktabschnitten, ihr Wassergehalt und pH-Wert, ihr Gehalt an flüchtigen Fettsäuren, Milchsäuren und Ammoniak) an fistulierten Tieren und mehreren hundert Schlachttieren erfolgt. Die Ergebnisse sind hinsichtlich ihrer Wirkungen auf Ansatz (Lebendmassezuwachs) und Gesundheit (Morbiditäts- und Mortalitätsdaten bei Ferkeln, Fortpflanzungsleistungen bei Sauen) an vielen Praxistieren überprüft worden.

Nachstehend sollen einige im Zuge dieser Arbeiten angefallene Parameter ausgewählt und diskutiert werden, wie wir sie einerseits für den Gesundheitsstatus des Schweines als normal und und gesundheitsfördernd ansehen oder die uns andererseits Fütterungsfehler bzw. Belastungen an Grenzwerten signalisieren. Der Schwerpunkt liegt unter dieser Zielsetzung bei den in der aktuellen Fütterung so wichtigen mikrobiellen Prozessen. Zur Gliederung soll in die Verdauungsräume Magen, Dünn- und Dickdarmbereich unterschieden werden.

Magen

Die Masse des leeren Magens beträgt beim Ferkel 5, beim älteren Tier 10 g Frischsubstanz je kg Lebendmasse, das Volumen ist fütterungsbeeinflußt und liegt zwischen 25 und 55 ml je kg Lebendmasse. Der Mageninhalt ergibt 1 h nach Mahlzeit etwa noch 50 % der aufgenommenen Menge (Trockensubstanz) und fällt dann weiter ab. Für die Entleerungsrate scheint vor allem der Wasserausgleich wichtig. d.h. Quellungen müssen im Magen erfolgen, um auch die rasche Dünndarmpassage mit einem essentiell niedrigen Trockensubstanzgehalt von 8—15 % zu erlauben; hydrophe Futtermittel dagegen verlassen rasch den Magen, auch wenn sie im Dickdarm zu erheblichen Aktivitäten führen [15].

Mikrobielle Prozesse sind im Schweinemagen üblich und erreichen Höchstwerte 2—5 h postprandial (ppr). Die einflutende Mahlzeit bewirkt pH-Werte der Mischdigesta 1 h ppr von 4 bis 5. Dieser Wert fällt dann laufend, zunächst unter Mitwirkung organischer Säuren, später von HCL auf Werte gegen 2 vor der erneuten Mahlzeit ab. Futterantibiotika und Säuren (bei Konservierungsverfahren und dgl.) wirken senkend auf mikrobielle Metaboliten im nahen postprandialen Zeitraum, ebenso Rohfaserkomponenten (verringerte Substratlieferung), während hohe Anteile von Getreidestärke, gegarter Kartoffelstärke, Lactose als auch

Literaturhinweise

[1] Johnsen, D., H.-A. Ketz, I. Kormann, M. Möhr und G. Pose: Komplexe Untersuchungen zur Ernährungssituation von Schülern der 6. Klasse in der DDR. — Übersicht der Gesamtuntersuchungen; Ernährungsforschung **29** (1984) 93—98

[2] Oemisch, W.: Die Entwicklung der Körpermaße bei Kindern und Jugendlichen der DDR; Akad. Ärztl. Fortbildung, Berlin 1970

Dr. sc. M. Möhr, Dr. I. Kormann,
Dr. G. Pose
Zentralinstitut für Ernährung
der AdW der DDR
DDR-1505 Berholz-Rehbrücke
Arthur-Scheunert-Allee 114/116
und
Prof. Dr. D. Mikalauskaite,
Dr. A. Valatkaite
Medizinische Fakultät
Universität
Vilnius, UdSSR

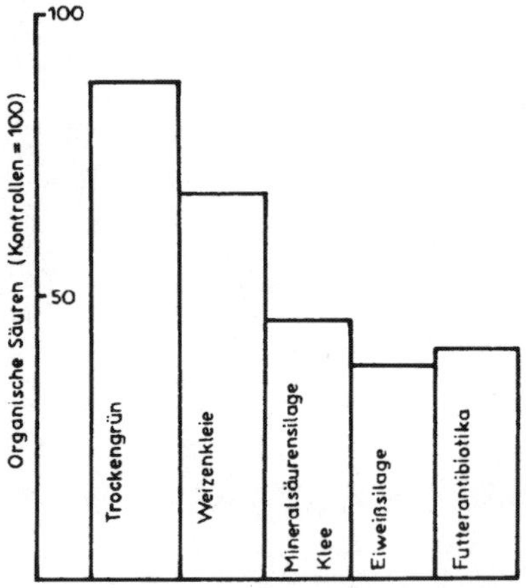

Abb. 1. Einfluß von Futterkomponenten auf die Konzentrationen an organischen Säuren in den Magendigesta (Messung in mmol je kg Inhalt, in % der Kontrollgruppen = 100)

Zuckerrüben (Saccharose) speziell den wünschenswerten Milchsäuregehalt erhöhen konnten. Aus mehreren Versuchen sind einige Wirkungen in Abb. 1 zusammengestellt; die Konzentration an organischen Säuren in mmol je kg Digesta in den Kontrolltieren (nährstoffgleiche Fütterung mit Mischfutter) wurde gleich 100 gesetzt. Es wird eingeschätzt, daß Schweine keine hohe Magen-HCl-Produktion haben und daß saure Futtermittel sehr beliebt sind.

Die absoluten Konzentrationen an organischen Säuren im Schweinemagen liegen bei etwa 50 mmol je kg Inhalt (1 h ppr), Minima von 15 (Ferkel mit Antibiotikafütterung, Mastschweine mit Eiweißmischsilage bei H_2SO_4-Konservierung) und Maxima von 80 (ältere Saugferkel) bzw. 160 mmol (Sauen ohne Antibiotikagaben 2 h ppr) sind von uns gefunden worden. Die Ammoniakgehalte (NH_4^+, NH_3) erreichten 10 bis 30 mmol je kg, d. h. max. 4,5% des in der letzten Mahlzeit aufgenommenen Stickstoffes [27]. Höhere NH_3-Gehalte werden offenbar durch höhere Proteingehalte der Ration erreicht [5], die Beziehung zu der Konzentration an organischen Säuren ist gering (r = 0,192; [27]).

Insgesamt sind die Fermentierungsvorgänge im Magen in Abhängigkeit von der Substratwirkung (und dem Keimgehalt der Nahrung) erheblich. Die Keimzahlen je g Digesta sind gleich hoch wie im Ileum [28]. Die geringe Azidität verlangt eine hohe Fütterungshygiene, und vorgeschriebene Behandlungen zur Keimabtötung bei Küchen- und Eiweißabfällen sind streng einzuhalten. Vorteilhaft sind weiter alle Keimminderungen durch Erhitzung (Dämpfen, Pelletierung), Silierung oder Strohaufschluß [21], um orale Infektionen als Ursache der häufigen Indigestionen des Schweines zu senken.

Das Ziel der Fütterung sollte es sein, nur geringe Fermentierungsvorgänge zuzulassen (< 50 mmol organische Säuren je kg Inhalt) und einen Anteil der Milchsäure an den organischen Säuren von über 50% zu erreichen. Als postprandialer Meßzeitpunkt einer gesetzten Mahlzeit wird die 3. Stunde vorgeschlagen [26].

Dünndarm

Der Dünndarm als Hauptort der enzymatischen Hydrolyse und Resorption ist bei der Geburt stark entwickelt und wird im Wachstum ontogentisch in seinen relativen Maßen im Gegensatz zu Magen und Dickdarm zurückgebildet. Die Leermasse fällt von 41 g/kg Lebendmasse auf 10, das Volumen von 65—80 ml/kg Lebendmasse auf 12 bis 15 ml und die Länge von 190 cm/kg Lebendmasse postpartal auf unter 20 cm beim Endmastschwein und bei Sauen ab.

Funktionell bedeutend müssen als äußere Bedingungen ein rascher Transit (zirka 8 cm/min) gesichert sein, ein Wassergehalt der Digesta von 85—90% und ihre Neutralisierung auf pH-Werte um 6 (d. h. Erhöhung um 2—4 Einheiten). Der Transit ist durch ringförmige Kontraktionen gesichert, die auch mahlzeitbeeinflußt gesteuert als Pumpe „nach hinten" wirken [24]. Ein wichtiger Ort der Nahrungskonditionierung ist also der Pylorus-Duodenalbereich. In 24 h muß hier ein 40-kg-Schwein 10 Liter Wasser „zuschießen" und die Alkalisierungen durchführen; bei hoher Magenazidität scheint dies nicht immer gänzlich zu gelingen [6]. Der pH-Wert im Duodenum-Inhalt liegt in Versuchen häufig leicht unter 6 und steigt dann im Jejunum an, um gegen Ende und im Ileum über pH 7 zu erreichen.

Mikrobielle Aktivitäten sind im Dünndarmbereich nicht gering: 10—38% der Hemicellulosen werden bereits präzakal abgebaut [16] und im Ileumfluß sind bis 30% des N bakteriellen Ursprungs [22].

Bei gesunden Tieren ermittelten wir Gehalte an organischen Säuren (mmol je kg Gesamtinhalt Jejunum) von etwa 50 mmol bei Ferkeln. Wichtiges Charakteristikum ist hier das Überwiegen der Milchsäure; ihr Anteil an den organischen Säuren lag — unabhängig von den Gehalten im Magen — stets zwischen 60 und 80%. Die NH_3-Gehalte betragen 15—35 mmol je kg und reflektieren auch im Dünndarm noch den N-Gehalt des Futters.

Tabelle 1
Mikrobielle Metaboliten in den jejunalen Digesta von Ferkeln ($n = 10$)

Jejunumdrittel	Trockensubstanz %	mmol je kg FFS	MS	NH_3
I	6,5	9,3	14,8	22,1
II	11,1	9,6	34,5	25,5
III	8,9	16,5	84,5	17,2

FFS = flüchtige Fettsäuren
MS = Milchsäure

Normalwerte von 10 kg schweren, abgesetzten Ferkeln zeigt Tabelle 1, wobei eine Drittelung des Jejunum erfolgte; deutlich wird der erhebliche Milchsäureanstieg gegen Dünndarmende: der Anteil an den organischen Säuren steigt von 61 auf 84% gegen Dünndarmende an.

Da von Lactofloren allgemein eine Schutzwirkung gegenüber Colikeimen ausgeht, ist zu untersuchen, ob diese Relationen z. B. in an Colienterotoxämie erkrankten Tieren zusammenbrechen. Die für die Gesundheit wichtige, „wandständige" oder „Haft"-Lactoflora ist methodisch schwer greifbar, ihre Präsenz und Aktivität widerspiegelt sich graduell wohl auch in den Parametern der Digesta.

Dickdarm

In den Dickdarm des Schweines fließen ständig 15 (rohfaserlose Rationen) bis maximal 50% (rohfaserreiche Rationen oder hohe Anteile von Rohkartoffeln, Rübenbröckel) der aufgenommenen Nahrung ein. Den Einfluß der wichtigsten Nährstoffgruppe, der Rohfaser, auf die ileozäkalen Flußraten zeigt Abbildung 2 bei Verwendung von Stroh-

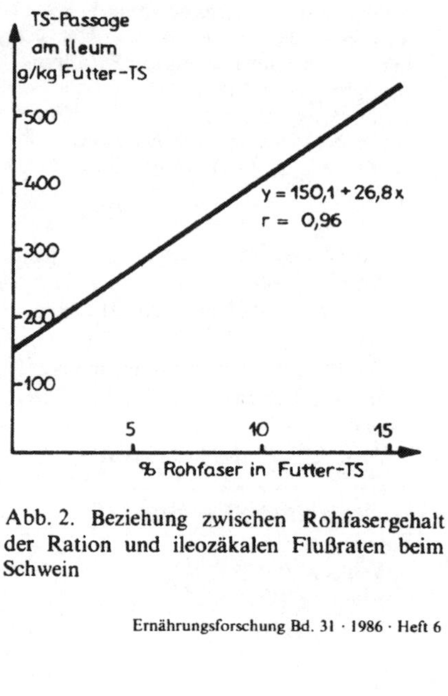

Abb. 2. Beziehung zwischen Rohfasergehalt der Ration und ileozäkalen Flußraten beim Schwein

mehl [14]. Durch den abrupt verlangsamten Transit (0,7 cm/min) sind im Dickdarm beste Voraussetzungen für intensive Fermentierungsvorgänge gegeben.
Ontogenetisch entwickeln sich postnatal Zäkum und Kolon vor allem im Volumen, so von 4 (40. Lebenstag) auf 20 ml/kg Lebendmasse (100. Lebenstag) im Zäkum und analog von 35 auf etwa 100 ml im Kolon. Verblüffend sind die Anpassungen der Absetzferkel an den Fasergehalt, schon nach einwöchiger Applikation zeigten sich beide Abschnitte je 1 % Rohfaseranstieg vergrößert [25]. Bei extremen Rohfaseränderungen der Ration dauern die Anpassungen 10—14 Tage. In jedem Falle steigen mit der ilealen Flußrate die Digestamenge im Körper insgesamt, der Anteil der Digesta im Dickdarmbereich und die Masse des leeren Verdauungstraktes (Mukosa des frischen Gewebes) an, bei Antibiotika- bzw. Säurenfütterungen sind diese Tendenzen gegensätzlich [30, 6].
Normalwerte der Konzentration an flüchtigen Fettsäuren im Dickdarm sind 100 bis 150 mmol je kg, an Ammoniak etwa 25 mmol im Zäkum und 36 mmol je kg im Koloninhalt. Da in den Dickdarm weitgehend konditionierte, enzymatisch unverdauliche Digesta einfließen, sind die Schwankungen hier gering. Milchsäure wird im Dickdarm häufig nur in geringen Konzentrationen und mehr im Zäkum gefunden. In einem Versuch mit 16 Ferkeln bei normaler Starterfütterung ermittelten wir im Zäkum 8,7 mmol Milchsäure je kg Digesta und 165,3 mmol FFS, im Kolon analog 5,8 und 146,7 mmol.

Drei Besonderheiten der Dickdarmverdauung sind herauszustellen

Die Relationen zwischen organischen Säuren und NH_3

Sie betragen in den Digesta des Magens 1:0,5, des Dünndarms 1:0,4, des Zäkums 1:0,2 und des Kolons 1:0,3
Während die Beziehungen zwischen beiden Metaboliten im vorderen Trakt nicht zu sichern sind, ergeben sich in mmol je kg Trockensubstanz im Zäkum und Kolon positive Beziehungen zwischen FFS und NH_3 von $r = +0{,}397$ und $+0{,}731$ [27]. Somit scheinen die relativ hohen Ammoniakgehalte im vorderen Trakt ungeregelter und vom Stickstoffgehalt der Nahrung sowie endogenen Quellen (Pankreas, Galle) beeinflußt, während sich im Dickdarm feste Beziehungen der für das Schwein typischen Fermentierungsvorgänge einspielen.

Die Sonderstellung des Zäkums

Die Digesta im Zäkum sind wasserreicher und enthalten etwa 10 % Trockensubstanz, die des Kolons durchschnittlich 16 bis 18 %, wobei eine laufende Eindickung bis zum Rektum erfolgt: typische TS-Gehalte des Kotes enthält Tabelle 3. Die zäkalen Fermentierungsvorgänge sind intensiver als im Kolondurchschnitt und die höchsten im Trakt überhaupt, was ein Bezug der FFS auf die Trockensubstanz deutlich macht (Tabelle 2). Einströmende Substrate erhöhen kaum die FFS-Konzentration je kg Digesta, aber es erfolgen regulativ Stickstoff- und Wasseranreicherungen sowie vor allem Volumenerweiterungen.
Bei der Ratte zeigt die Zäkummasse recht genau die ilealen Flußraten an und korreliert auch mit der Stärke- ($r = -0{,}58$) und Proteinverdaulichkeit ($r = -0{,}75$; 9).

Hyperproliferationen der Keimflora

Sofern es kausal erhöhte ileale Flußraten durch Kohlenhydrate betrifft, unterscheiden wir in der Wirkung zwischen Rohfaser und leicht löslichen wie roher Kartoffelstärke, Lactose oder in zu groben Rübenteilchen enthaltener Saccharose, die durch das Absterben der Zellen erst im Dickdarm freigesetzt wird. Fließen höhere Kohlenhydratmengen in den Dickdarm, so steigen als generelle Wirkungen die Masse des Traktgewebes, das Volumen des Kolon, die FFS- und NH_3-Menge im Dickdarm insgesamt, der Kot-N-Gehalt als auch die Kot-N-Anteile (Bilanz) und der Wassergehalt des Kotes an, es fallen die N-Verdaulichkeit und die Harn-N-Anteile (Bilanz) ab. Grundsätzlich sinkt die harnpflichtige Stickstoffausscheidung, was Leber und Niere entlastet (Abbildung 3).

Tabelle 2
Gehaltswerte je kg Originalsubstanz und je kg Trockensubstanz im Zäkum und Kolon ($n = 12$)

	mmol FFS		mmol NH_3	
	je Liter	je kg TS	je Liter	je kg TS
Zäkum	126	975	25	213
Kolon	126	673	29	153

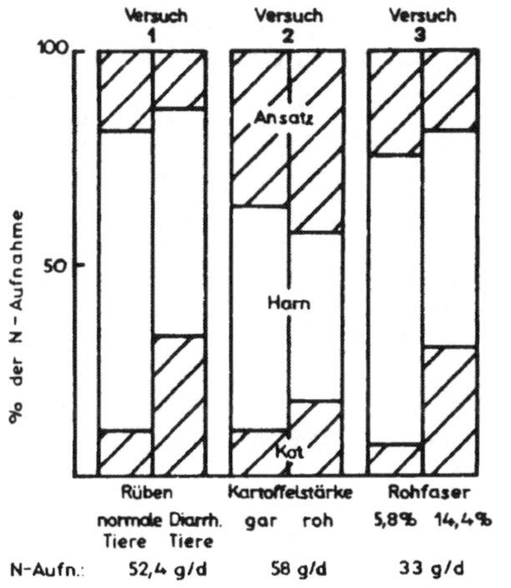

Abb. 3. Einfluß verschiedener Kohlenhydratformen in der Ration auf die N-Bilanz beim Schwein, (Angaben in % der Stickstoffaufnahme). Versuch 1: Normal- und Diarrhoe-Tiere bei Rübenfütterung [15]; Versuch 2: Vergleich von Quell- und Rohstärke aus Kartoffeln [17]; Versuch 3: Zulagen von Strohmehl [10]

Der in Abbildung 3 dargestellte, variierende Anteil des retinierten N wurde in den Versuchen durch erhöhte Dickdarmaktivität nicht gesenkt. Kleiezulagen von 30 % verringerten die N-Verdaulichkeit am Ileumende von 62,5 (Kontrolle) auf 47 %, wobei die Retention bereits um 10 % nicht signifikant gesenkt wurde [35]. Diese bei Rohfaserdiäten erhöhten N-Flußraten sind weiter zu untersuchen und können schließlich zur Begrenzung der Rohfaseranteile führen; erhöhter Darmverlust-N tritt vor allem bei nativer Rohfaser durch Abschilferungen und Sorptionswirkungen auf und nicht bei Zellulosepulver [20].
Nur wenn über 20 % der Nahrung insgesamt unverdaulich sind, erhöhen sich die Kotmasse/d und die Passagerate, d. h. es fällt die Stundenzahl bis zur 80 %igen Ausscheidung der Markierer (Tabelle 3).
Von einer Hyperproliferation der Keimflora kann bei Rohfaser wegen Fehlens von Substraten nicht gesprochen werden. Messungen zu Bildungs- und Resorptionsraten mit Strohrationen bei Sauen zeigten, daß unter Stroheinfluß die FFS-Resorptionsraten aus dem gesamten Dickdarm gegenüber der Kontrollgruppe sogar sanken und energetisch nur 6,6 bis 8,7 % des Erhaltungsbedarfes der Tiere decken konnten, in der Mischfutter-Kontrollgruppe hingegen 11,4 % [10].
Ein direktes Beispiel einer Ferkel-Versuchsserie zeigt Tabelle 3 unter der Wirkung von Kleiezulagen. Neben dem

Tabelle 3
Wirkungen einer steigenden Rohfaserzufuhr durch Kleie beim Ferkel [25]

	Rohfasergehalte in der Ration, %			
	0	2,1	3,1	5,5
Transit, h*	227	120	115	89
Kotmasse, g/d	40	79	151	183
Kotwasser, g/d	27	57	113	142
Kot-Trockensubstanz, %	35	28	25	22
Verdaulichkeit org. Substanz, %	n. b.	84,2	78,0	73,5
FFS, mmol je kg Digesta				
Zäkum	n.b.	105,7	108,3	92,3
Kolon	n. b.	109,7	109,0	105,5
FFS, mmol gesamt				
im Zäkum	n. b.	6,4	10,3	4,7
im Kolon	n. b.	32,2	39,3	53,5

n. b. = nicht bestimmt
* Zeit des Gesamttransits bis zum 80%igen Wiederfinden der Markierer

schnelleren Transit, den typischen Kotmerkmalen und der absinkenden Verdaulichkeit ist in dieser Tabelle zu beachten, daß keine höheren FFS-Konzentrationen mit steigenden Rohfasergaben vorliegen, wohl aber durch größere Inhalte mehr FFS im Dickdarm insgesamt. Hinzu kommen die Sorptionskräfte besonders der trockenen Rohfaserträger (Stroh, Grünmehl), die zum Ausschleusen endogener N-Abbauprodukte führen. Erste Aminbestimmungen ergaben in Rohfasergruppen Gehalte um 210 mg Tyramin je kg Originalsubstanz im Jejunum, in Kontrollgruppen 250 mg; analog lagen die Gehalte in den Kolondigesta bei 42 und 50 mg. Durch die unterschiedlichen Ausscheidungsquoten läßt sich für die Rohfasergruppen eine um 15% höhere Tyraminausscheidung schätzen.

Insgesamt sind die Rohfaserträger in ihren sehr unterschiedlichen Wirkungen weiter zu erforschen und zu quantifizieren. In den hier dargestellten Wirkungen (Abbildung 3, Gr. 3 und Tabelle 3) sehen wir Anzeichen einer Eigenresistenz der Tiere, die mit positiven gesundheitlichen Effekten korrelieren. Es sei an dieser Stelle erwähnt, daß unsere Ergebnisse mit Weizenkleie mit denen in der Humanernährung [33, 34] annähernd deckungsgleich sind.

Erhebliche Hyperproliferationen können nur dann eintreten, wenn durch Fütterungsfehler leicht lösliche Kohlenhydrate in größeren Mengen das Ileum passieren, es besteht Diarrhoe-Neigung [15], die N-Gehalte in der Trockensubstanz der Kolondigesta können von 20 auf 50% ansteigen (Versuch mit Zuckerrüben), der Wassergehalt erhöht sich um 10%, und der pH-Wert kann um eine Einheit auf pH 5,5 fallen. Die Gesamtpassagerate wird wenig beeinflußt, da durch den Dickdarm eine hochgradige Gesamtverdaulichkeit gegeben ist. Die Ausscheidungen bestehen aus Mikrobenmassen. Derartige Diarrhoeneigungen sind beim Schwein unerwünscht, da sie prinzipiell die energetisch unterlegene, mikrobielle Kohlenhydratverdauung anzeigen. Dosierte Gaben sind aber zur Dickdarmaktivierung generell bei Sauen üblich (Molketränke) und in ihrem Einfluß auf einen möglicherweise erhöhten Rohfaserabbau im Dickdarm noch zu erforschen. Abbildung 4 zeigt am Beispiel roher und gegarter Kartoffeln den Anstieg der Dickdarmverdauung von „gedämpft frisch“ über „gedämpft siliert“ zu „roh siliert“ [12]; der höhere Dickdarmanteil der Variante „gedämpft silisiert“ kann in der im Abschnitt „Magen“ erwähnten, zu starken Azidität dieses Konservates begründet sein.

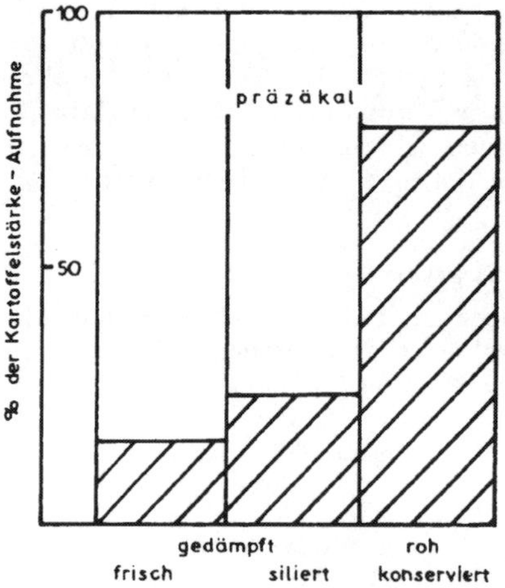

Abb. 4. Der präzäkale Anteil der Verdauung von Kartoffelstärke in Rationen mit verschieden vorbehandelten Kartoffeln [12]

Anwendung in der Praxis

In der praktischen Fütterung hat es sich als wichtig erwiesen, die Gesamtpassagezeiten beim Schwein durch hohe Futteraufnahmen (Masttiere, säugende Sau) und bestimmte Rohfasergehalte zwischen 45 und 80 h zu halten. Seit 1982 [3] empfehlen wir daher die in Tabelle 4 angegebenen Rohfasergrenzwerte als Teil des Bedarfes der Schweine, wobei die unteren Werte diätetisch wichtig erscheinen und die Höchstwerte durch die Wirtschaftlichkeit bestimmt sind. Vor plötzlichen und zu häufigen Futterwechseln muß besonders bei unterschiedlichen Rohfasergehalten der Ration und sauren Futtermitteln gewarnt werden [4].

Tabelle 4
Grenzwerte des Rohfasergehaltes in den Rationen

Altersklasse, Haltungsstufe	% Rohfaser in der Trockensubstanz
Ferkel	
bis 12 kg	4 (−6)*
12—35 kg	3—7
Mastschweine	2,5—8**
weibliche Jungschweine	2,5—8**
Sauen	
niedertragend	6—20***
hochtragend	6—17***
säugend	4—8

* Kleie bzw. Strohmehl in Diäten zur Coli-enterotoxämie-Prophylaxe
** für hohe Leistungen 2,5—5%, für mittlere 5—8%
*** obere Grenzwerte bei Einsatz von Strohpellets, sonstiges Grobfutter 3% niedriger

Des traditionellen Vorteils wegen verwenden wir weiterhin den Begriff Rohfaser (Weender-Analysenverfahren), obwohl ihre ernährungsphysiologische Wirkung nach botanischer Herkunft, Futtermittelart und dem Alter der Tiere erheblich unterschiedlich und weiter zu untersuchen ist. Der Kenntnisstand ist hierzu gering, da auch in Versuchen häufig reine Zellulose als Mehl verwendet wurde; letztere unterscheidet sich in ihrer Wirkung erheblich von der Vielfalt der nativen Rohfaserträger [20, 5].

Bei den leichtlöslichen Kohlenhydraten des Getreides, der Hackfrüchte und ihrer Nebenprodukte geht es vor allem um ihre maximale energetische Nutzung durch entsprechende Vorbehandlungen wie Schroten, Erhitzen, Häckseln, Musen. Es sind erst wenige Futtermittel — noch dazu in unterschiedlicher Aufbereitungsform — an ilealen Flußraten untersucht worden, die für eine Präzisierung des Nettoenergiegehaltes heranzuziehen wären. Wegen der erheblichen Volumina, der sog. „Ballastwirkung“ vor allem lebender, pflanzlicher Zellverbände sowie auch zur Vermeidung von Diarrhoen sind in der Fütterungspraxis definierte Höchstanteile an den Rationen in Anwendung [13, 17]

Für die Forschung verbleibt noch eine Fülle von Aufgaben, um die Eigenresistenz der Tiere ihre Gesundheit und Leistungsbereitschaft über gezielte diätetische Fütterungsmaßnahmen zu stabilisieren.

Literaturhinweise

[1] Bergner, H. und B. Betzin: Archiv Tierernähr. **29** (1979) 119
[2] Bergner, H.: Mh. Vet.-Med. **37** (1982) 58
[3] Bolduan, G.: Tierzucht **36** (1982) 267
[4] Bolduan, G.: Mh. Vet.-Med. **39** (1984) 30
[5] Bolduan, G., H. Jung, B. Klenke und R. Schneider: Tierzucht **39** (1985) H. 3
[6] Bolduan, G., H. Jung, B. Witteck und H. Klukas: Arch. Tierernähr. **35** (1985) im Druck
[7] Frexinos, J.: Ann. Nutr. Alim. **33** (1979) (1979) 199
[8] Herrmann, U., S. Hoffman und K. Richter: Regulation der Energie- und Nährstoffaufnahme bei tragenden Sauen durch den Einsatz von Stroh; Tag.-Ber., Akad. Landwirtsch.-Wiss. DDR, Berlin **165** (1979) 105—111
[9] Fleming, S. E. und J. R. Vose: J. Nutr. (1979) 2067
[10] Häger, H.: Untersuchungen zur Einsatzwürdigkeit verschieden behandelter Strohmaterialien in der Fütterung güster und gravider Zuchtsauen; Diss. (A) Humboldt-Univ. Berlin (1984)
[11] Just, A., J. Fernandez und H. Jørgensen: Livestock Prod. Sci. **10** (1983) 171
[12] Kesting, U., J. Wünsche, G. Bolduan, M. Meinl, U. Hennig, E. Borgmann und H.-D. Bock: Tierzucht **38** (1984) 420
[13] Kesting, U., W. Kracht, H.-O. Ohle und G. Bolduan: Tierzucht **38** (1984) 80
[14] Kesting, U.: Zur Verdauung im Dickdarm des Schweines; Fortschr.-Ber., Akad. Landwirtsch.-Wiss. DDR, Berlin (1985) im Druck
[15] Kesting, U. und G. Bolduan: Mh. Vet.-Med. **40** (1985) 82
[16] Keys, J. E. und J. V. Debarthe: J. of Anim. Sci. **39** (1974) 53
[17] Kracht, W., W. Matzke, J. Redecker und A. Hoffmann: Tierzucht **38** (1984) 367
[18] Laska, M., W. Sieland, M. Beddies, R. Morgenthum und U. Herrmann: Tierzucht **37** (1983) 356
[19] Mason, V. C.: Role of the large intestine in the processes of digestion and absorption in the pig; Current concepts of digestion and absorption in pigs. NIRD. Techn. Bull. 3 (1980) Ed. Low u. Partridge
[20] Meier, H. und S. Poppe: Arch. Tierernähr. **29** (1979) 111
[21] Münchow, H., H. Seifert und E. Brahand: Mh. Vet.-Med. **39** (1984) 53
[22] Poppe, S.: Arch. Tierernähr. **33** (1983) 519
[23] Rerat, A.: J. Animal Sci. **46** (1978) 1808
[24] Ruckebusch, Y., L. Bueno and J. Fioramonti: Reprod. Nutr. Develop. **21** (1981) 749
[25] Schnabel, E.: Ernährungsphysiologische Untersuchungen an Absetzferkeln. Diss. (A) Akad. Landwirtsch.-Wiss. DDR, Berlin (1983)
[26] Schnabel, E., G. Bolduan, B. Klenke, E. Borchert und I. Thiele: Arch. Tierernähr. **35** (1985) im Druck
[27] Schneider, R. und G. Bolduan: Arch. Tierernähr. **35** (1985) 89
[28] Schulze, E. und W. Bathke: Arch. f. experim. Vet. Med. **31** (1977) 161
[29] Skoeries, H.-J., G. Bolduan und H. Jung: Tierzucht **36** (1982) 276
[30] Visek, W. J.: J. Anim. Sci. **46** (1978) 1447
[31] Westphal, B., R. Walzel, F. Wolter und E. Kroll: Tierzucht **35** (1981) 457
[32] Wiesemüller, W., L. Breite, S. Poppe und H. Meier: Tierernähr. Fütter.-Erfahrungen, Ergebnisse, Entwicklungen **11** (1978/79) 286
[33] Wrick, K. L., J. B. Robertson, P. J. van Soest, B. A. Lewis, J. M. Rivers, D. A. Roe und L. R. Hackler: J. Nutr. **113** (1983) 1464
[34] Wyman, J. B., K. W. Heaton, A. P. Manning und A. C. B. Wicks: Amer. J. Clin. Nutr. **29** (1976) 1474
[35] Livingstone, M., T. Atkinson und B. A. Baird: Anim. Prod. **28** (1979) 437

Prof. Dr. sc. G. Bolduan,
Dr. U. Kesting,
Dr. Renate Schneider und
Dr. Elvira Schnabel
Forschungszentrum für Tierproduktion Dummerstorf-Rostock
Bereich Tierernährung „Oskar Kellner“
AdL der DDR
DDR-2500 Rostock
Justus-von-Liebig-Weg

Ernährungsforschung **31** (1986) 6, 173—175

R. Gülzow und M. Zobel

Das Gästeverhalten bei einer neuen Form des Frühstücksangebotes im Hotel „Stadt Berlin“

In die Untersuchung der neuen Form des Frühstücksangebotes im Hotel „Stadt Berlin“ (darüber wurde im Heft 5 1986 dieser Zeitschrift berichtet) wurde auch das Verhalten der Gäste dieser neuen Angebotsform gegenüber einbezogen.

Es gibt eine undefinierbare Vielfalt von Antrieben, die, oft unbewußt, das individuelle Ernährungsverhalten maßgeblich beeinflussen, allgemeingültig sind und unser Handeln bestimmen [1]. Hinzu kommt die besondere Situation des Hotelfrühstücks, denn die Einnahme des Frühstücks im Hotel stellt für die Mehrzahl der Gäste nicht die Regel dar. Vorwiegend trifft man in den Sommermonaten Touristen aus allen Teilen der Republik an. Der Urlaub ist etwas Besonderes, und es ist nicht verwunderlich, wenn auch das Frühstücksverhalten während dieser Zeit geändert wird und nicht typisch für viele der Gäste ist. Man kann sich z. B. mehr Zeit für die Mahlzeit nehmen, genießt die Atmosphäre im Gastraum intensiver, läßt sich gerne vom appetitlichen Angebot verlocken, vergißt die zu Hause begonnene Diät und — ißt mehr als gewöhnlich. Zudem kommt noch der Umstand der Pauschalbezahlung, und der Gast denkt, er müsse auf jeden Fall seinen bezahlten Beitrag „abessen“, der ihm vergleichsweise hoch erscheint, übersieht aber dabei, daß er sich in einer Gaststätte der Preisstufe S + 50% befindet, bei der der Frühstückspreis durchschnittlich bei 8,— bis 12,— M liegt.

Ein anderer Aspekt ist der, daß allein das lukrative, im Handel preisintensive Sortiment dazu führt, alles „durchzukosten“. So kann die vorliegende Analyse nur für ebensolche Versorgungsbedingungen ausgewertet und genutzt werden. Sie gibt uns nur Aufschluß über das Verhalten der Gäste im Hotel, aber wenig Anlaß dazu, auf Verzehrgewohnheiten im Alltag zu schließen, z. B. in der Gemeinschaftsverpflegung oder der Ernährung zu Hause.

Was zum Frühstück beliebt ist

Zunächst wurde die Speisenabnahme hinsichtlich Menge und Sortiment untersucht, wobei festzustellen ist, daß eine exakte Darstellung der Abnahmestruktur von Speisen am Büfett schwer möglich ist. Ausgehend vom Kassenumsatz kann man auf die Anzahl der versorgten Gäste schließen, und im untersuchten Zeitraum wurde auch detailliert die täglich verkaufte Menge je Sortiment festgehalten.

Dennoch kann man nicht davon ausgehen, daß die Gästezahl dividiert durch die einzelnen pro Tag verkauften Sortimentsmengen den anteiligen Verzehr und Bedarf des Gastes pro Komponente ergibt, denn

1. ist nicht bekannt, wieviel Portionen bestimmter Sortimente vom Gast verzehrt werden.
2. werden einzelne Sortimente nicht nachbestückt (somit kann kein Bedarf festgestellt werden) und
3. wechseln die Sortimente täglich und lassen keine exakten Schlüsse über den Beliebtheitsgrad zu.

Eine Verallgemeinerung der Abnahmestruktur ist somit nur bei den Sortimenten möglich, die dem Gast täglich und über die gesamte Versorgungszeit zur Auswahl stehen.

Das wären die Komponenten Brot- und Backwaren, Butter, warme und kalte Getränke, Konfitüre und Honig, Eiergerichte, verschiedene Käsesorten und das Salamiangebot.

Es zeigte sich, daß die Mehrzahl der Gäste
2 Brötchen
20—30 g Butter
2—3 Tassen Kaffee
eine Käsekomponente und
eine Scheibe Salami
verzehrten. Ein gekochtes Ei wird von etwa einem Drittel der Gäste gegessen, in gleicher Proportion hält sich der Konsum von kalter Milch. Auf Konfitüre und Honig wird erstaunlicherweise trotz des reichhaltigen Aufschnittangebotes von über der Hälfte der Gäste nicht verzichtet. Das Angebot von Reform- und Toastbrot wird von jedem dritten Gast in Anspruch genommen.

Abstrahiert man von den wechselnden Sortimenten, so kann folgende Rangfolge der Beliebtheit beim Aufschnitt festgestellt werden:

1. Salami
2. Schinken
3. Zunge
4. Kaßler, Roastbeef, Braten.

Auch das vielfältige Käseangebot ist für den Gast eine angenehme Bereicherung. Schnittkäse findet sich bei einem Drittel der Gäste auf dem Teller. In etwas geringeren Anteilen verkauft sich Frischkäse. Starken Zuspruch finden die Komponenten des warmen Speiseangebots, wobei warme Würstchen mit 30—40% an der Spitze des Gästezuspruchs stehen. Bitoks und Grillwürstchen werden meist restlos verkauft, dann aber nicht nachbestückt, so daß der Bedarf nicht zu ermitteln ist. Das Apfelangebot wird von 35% der Gäste genutzt, was keinesfalls ausreichend ist, denn es stellt teilweise die einzige Rohkostkomponente dar. Besonders von Frauen wird das gute Joghurtangebot geschätzt und ist für viele ein Anlaß, das Büfett mehrmals aufzusuchen. Bei den Koch- und Schmierwurstsorten sowie bei Camembert, Schmelz- oder Harzer Käse entscheidet in erster Linie der Frischegrad darüber, ob sich die durchschnittliche Entnahmemenge von 10 bis 20 Portionen pro Tag erhöht.

Leider ist das Cama-Angebot nicht für jeden Gast als dieses erkennbar, denn es wird nicht ausgeschildert. So ist der Konsum nur gering (16 bis 20 Portionen pro Tag), obwohl er durch einen besseren Werbeeffekt angeregt werden könnte.

Charakteristisch ist der Unterschied in der Entnahme zwischen Touristen und Dienstreisenden. Während sich Dienstreisende auf wenige Komponenten konzentrieren, ein kräftiges, kurzes Frühstück bevorzugen, bemerkt man bei den Touristen die Auswahl möglichst vieler Komponenten, eine verstärkte Orientierung auf Gebäck und einen erhöhten Kaffeekonsum (3 Tassen). Ältere Menschen sind oft unschlüssig in ihrer Auswahl, während junge Gäste zielgerichtet auswählen bzw. mit Kenntnis über die Sortimentsbestandteile das Büfett aufsuchen.

Hackepeter mit zirka 40% des Entnahmeanteils wird bevorzugt mit Schwarzbrot und meist von Männern gegessen, während zum Großteil Frauen Mohn- und Kuchenbrötchen mit Honig und Konfitüre verzehren.

Im Allgemeinen kann man Zufriedenheit und Einverständnis mit dem Angebot aus dem Verhalten der Gäste bei ihrer Speisenzusammenstellung entnehmen.

Wie sieht es mit der gesunden Ernährung aus?

Inwieweit die Gäste nun aber nicht nur an den Gaumengenuß, sondern auch an ihren individuell benötigten Energiebedarf und in dem Zusammenhang an eine gesunde, vernünftige Ernährung denken, ist fraglich und bedarf gesonderter Untersuchungen.

Um dies zu ergründen, wurden innerhalb des Untersuchungszeitraumes 540 Gäste beobachtet, je 270 Männer und Frauen. Um eine tiefgründigere Aussage zu erreichen, wurde das ungefähre Alter (bis 35 Jahre, 35 bis 50 Jahre, über 50 Jahre) der Personen geschätzt, in deren Ergebnis sich 6 Gruppen zu je 90 Gästen bildeten. Von diesen Personen wurde durch Beobachtung genau festgehalten, welche Sortimente in welchem Umfang effektiv verzehrt wurden. Auf der Grundlage von Küchenkalkulationen der einzelnen Angebotskomponenten sowie selbständiger Berechnungen mit Hilfe der Lebensmitteltabelle von Haenel [2] konnte der Energiegehalt der Frühstücksspeisen je Gast berechnet werden.

Für eine vergleichende Einschätzung wurde von den Richtwertempfehlungen [3] für die Personengruppen mit mittelschwerer Arbeit ausgegangen und berücksichtigt, daß mit dem 1. und 2. Frühstück zusammen etwa 35% des täglichen Energiebedarfs gedeckt werden sollten. Daraus ergaben sich folgende Orientierungen, wobei vereinfachend unterstellt wurde, daß der Gast an diesem Tag nur eine Frühstücksmahlzeit zu sich nahm (s. Tabelle 1).

Eine globale, undifferenzierte Betrachtung ergibt folgendes Bild: 68,1% der Frauen und 58,8% der Männer übererfüllten ihren individuellen Energierichtwert. Altersdifferenziert läßt sich erkennen, daß mit zunehmendem Alter der Anteil der Gäste steigt, der zuviel Nahrungsenergie aufnimmt (siehe Tabelle 2).

Diese Angaben sind jedoch in ihrer Gesamtheit nicht sehr aussagekräftig.

Tabelle 1
Empfehlungen für den Energiegehalt des Frühstücks für Personen mit mittelschwerer Arbeit

Alter	männlich	weiblich
bis 35 Jahre	4400 kJ (1050 kcal)	3500 kJ (840 kcal)
35—50 Jahre	4100 kJ (980 kcal)	3350 kJ (805 kcal)
50—65 Jahre	3800 kJ (910 kcal)	3050 kJ (735 kcal)

Tabelle 2
Anteil der beobachteten Gäste mit einer geschätzten Übererfüllung ihres Energierichtwertes

Alter	männlich	weiblich
bis 35 Jahre	52,2%	63,3%
35—50 Jahre	54,4%	68,9%
über 50 Jahre	70,0%	72,2%

Wichtiger ist es, festzustellen, in welchen Dimensionen zuviel gegessen wird. Dazu wurde die prozentuale Erfüllung der individuellen Energierichtwerte ausgerechnet. Im Ergebnis zeigt sich eine Erfüllung, die von 50 bis 210% streut. Die Verteilung der Häufigkeiten je Prozentsatz zeigt Tabelle 3 (siehe auch die Abbildungen 1 und 2).

Selbst wenn man eine Toleranzgrenze von ±10% des Unter- bzw. Überschreitens der Richtwerte als normal einkalkuliert, ergibt sich dennoch, daß 47,7% der weiblichen und 31,5% der männlichen Gäste über ihr Maß aßen.

Der Unterschied in der Einhaltung der Energierichtwertempfehlungen zwischen den Altersgruppen und zwischen männlichen und weiblichen Gästen ist jedoch nur im Trend erkennbar, statistisch ließ er sich nicht sichern. Zumindest aber sollten diese Feststellungen zu Überlegungen der Art anregen, inwieweit durch eine bewußte Angebotsgestaltung für das Büfett schrittweise das Ernährungsverhalten der Gäste positiv beeinflußt werden kann.

Tabelle 3
Verteilung der Häufigkeit der prozentualen Erfüllung des Energierichtwertes

Erfüllung der Energierichtwerte	Anteil der beobachteten Gäste (in %)	
	männlich	weiblich
50%	1,1	0,4
60%	4,4	0,4
70%	4,1	3,0
80%	7,8	11,1
90%	14,1	10,4
100%	22,2	14,1
110%	14,8	13,0
120%	11,5	14,1
130%	8,5	14,1
140%	3,7	8,5
150%	3,0	4,4
160%	2,2	1,8
170%	0,7	2,6
180%	1,1	0,7
190%	0,4	0,7
200%	0,4	0,4
210%	—	0,4

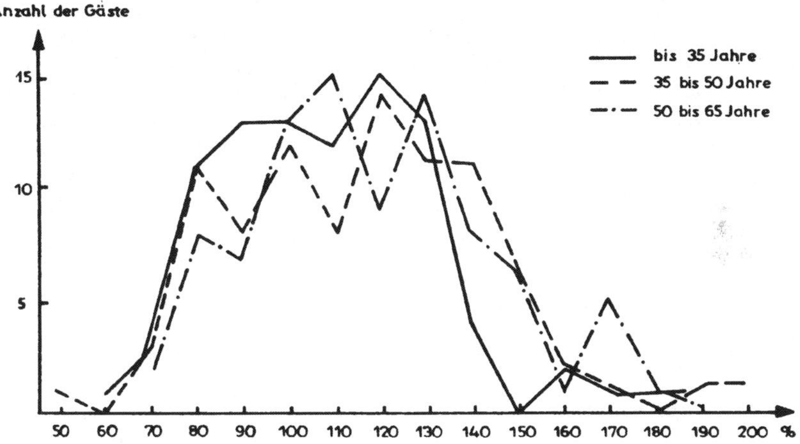

Abb. 1. Prozentuale Erfüllung der Energierichtwerte weiblicher Gäste beim Frühstück (in Abhängigkeit vom Alter)

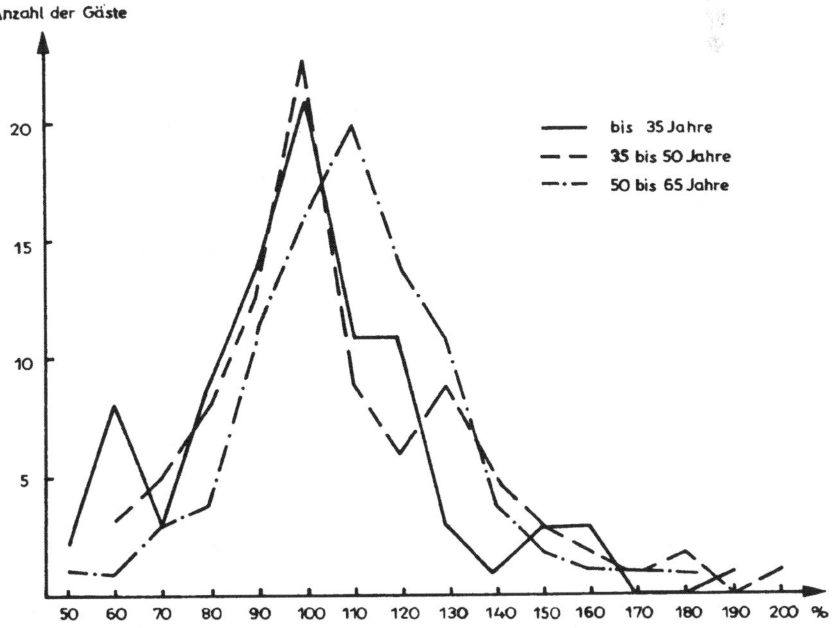

Abb. 2. Prozentuale Erfüllung der Energierichtwerte männlicher Gäste beim Frühstück (in Abhängigkeit vom Alter)

Literaturhinweise

[1] Haenel, H.: Einflußfaktoren zur Ernährungsweise: Motivation; Ernährungsforschung **26** (1981) 1

[2] Haenel, H.: Energie- und Nährstoffgehalt von Lebensmitteln — Lebensmitteltabellen. VEB Verlag Volk und Gesundheit, Berlin 1979

[3] Autorenkollektiv unter Leitung von H.-A. Ketz und M. Möhr: Empfehlungen für die tägliche Energie- und Nährstoffaufnahme in der Ernährungspraxis der Bevölkerung der DDR. Potsdam-Rehbrücke; 2. Auflage, 1980

Dipl. oec. R. Gülzow
Hotel „Stadt Berlin"
Berlin
Prof. Dr. habil. M. Zobel
Handelshochschule
Leipzig

TAGUNGSBERICHT

Betriebliche Gemeinschaftsverpflegung

KDT
KAMMER DER TECHNIK
BEZIRKSVERBAND FRANKFURT/ODER

Zu diesem Thema führte die Wissenschaftliche Sektion „Gesellschaftliche Speisenwirtschaft" des Fachverbandes Lebensmittelindustrie der KDT in Zusammenarbeit mit dem Bezirksverband der KDT am 19. und 20. 3. 1986 in Frankfurt/Oder eine Fachtagung durch. Aus den von allen Teilnehmern mit großem Interesse verfolgten Vorträgen seien folgende Schwerpunkte und Schlußfolgerungen angeführt:

— Es geht in Zukunft um eine Steigerung der Attraktivität der Gemeinschaftsverpflegung: mehr Abwechslung im Speisenangebot, Erhöhung der organoleptischen Eigenschaften der Speisen, Verbesserung der Esseneinnahmebedingungen. Es geht darum, „jedem Teilnehmer täglich ein gutes und warmes Essen in hoher Qualität" bereitzustellen. Z. Z. nehmen etwa 500000 Bürger mehr an der Gemeinschaftsverpflegung teil als im Jahr 1980. Über 5 Millionen Werktätige sind in die Pausen- und Frühstücksversorgung einbezogen.
Die Qualitätsverbesserung der Gemeinschaftsverpflegung ist nur möglich, wenn die staatlichen Leiter (Leiter der Einrichtungen, aber auch die Leiter der Küchenkollektive) ihrer hohen Verantwortung bewußt werden. Das Küchenkollektiv muß auf Qualitätsproduktion eingestellt sein.
Schwerpunkte der Arbeit sind:
1. Qualität der Hauptmahlzeiten: abwechslungsreich, ernährungsphysiologisch vollwertig, von gutem Geschmack. Die Hauptmahlzeiten müssen so sein, wie sie von den Werktätigen gewünscht werden. Die Speisenqualität ist abhängig von der Berufsehre der Mitglieder des Küchenkollektivs, nicht vom Warenfonds. Ein breites Sortiment an Suppen und Nachspeisen ist erforderlich, außerdem ein Angebot von Sättigungsbeilagen zur freien Auswahl. Auch ein liebevolles Anrichten entscheidet mit über die Qualität.
Die Bedeutung der Imbißversorgung steigt ständig. Die Speisen der Pausenversorgung sollen etwa 15% des Energiebedarfs des Tages decken.
2. Eine sinnvolle Kooperation zwischen den Küchen und Versorgungseinrichtungen führt zur Erschließung von Reserven. Es handelt sich hierbei vorwiegend um territoriale Aufgaben. Etwa eine Million Werktätige ohne eigene Betriebsküche werden von Fremdküchen mit versorgt. Dieses Problem steht besonders in den Nordbezirken der DDR.
3. Leider werden z. Z. Küchenkleingeräte von Industrie und Großhandel nur unzureichend angeboten. Obwohl eine Besserung des Zustandes in Aussicht steht, sollte der Rationalisierungsmittelbau nicht unterschätzt werden. Besonders die Nachnutzung durch Einsatz betrieblicher Reserven ist wichtig.
4. Der Leistungsvergleich ist die Hauptform des überbetrieblichen Wettbewerbs. Es geht aber hierbei auch darum, daß die Küchenkollektive für ihre gute Arbeit mehr gesellschaftliche Anerkennung erhalten. Im Mittelpunkt des Leistungsvergleichs stehen folgende Parameter: Punktebewertung, Kapazitätsauslastung, Neuerertätigkeit, Produktivitätsentwicklung.
5. Dem wissenschaftlich-technischen Fortschritt kommt in Zukunft erhöhte Bedeutung zu. So lassen sich Prozesse der Speisenvor- und zubereitung rationeller gestalten. Eine Reduzierung der körperlichen Arbeit führt häufig zur Vermeidung monotoner Arbeit. Außerdem läßt sich in Großbetrieben durch Einsatz elektronischer Verfahren der Gästestrom besser überwachen.
Bei der Schülerspeisung wird eine Teilnahmesteigerung nicht mehr zu erreichen sein. So nehmen z. B. 91% der Schüler der Klassen 1 bis 6 an der Schülerspeisung teil. Es geht jetzt u. a. darum, eine eintönige Angebotsgestaltung zu überwinden. Um das zu erreichen, muß das Küchenpersonal besser qualifiziert werden. Schwerpunkte sind: mehr Wahlmöglichkeiten (Vorspeisen, Nachspeisen, Salate), Garung von Sättigungsbeilagen in den Ausgabestellen, Verbesserung der Einnahmebedingungen (Neef).

— Die Arbeiterversorgung wirkt besonders auf Leistungsbereitschaft und Gesundheit der Werktätigen ein und besitzt eine große soziale Wirkung. Dabei ist zu berücksichtigen, daß die Werktätigen in Klein- und Mittelbetrieben den gleichen Anspruch haben wie die in Großbetrieben. Ein Schwerpunkt ist die gute Versorgung der Nachtschichtarbeiter. Im sozialistischen Wettbewerb kommt hinsichtlich der Qualitätsentwicklung der Speisen dem Titel „Küche der ausgezeichneten Qualität" besondere Bedeutung zu (Siepert).

— Auch auf dem Gebiet der Gemeinschaftsverpflegung sind die gesetzmäßig wachsenden Bedürfnisse immer besser zu befriedigen. Das dominierende Ernährungsstreben ist unter unseren gesellschaftlichen Bedingungen nicht mehr das Bedürfnis nach Sättigung. In den Vordergrund treten immer mehr Aspekte der Gesunderhaltung und der Leistungsfähigkeit. Weitere Aspekte, die zu beachten sind: Bedürfnis nach einem warmen Mittagessen, nach Frühstücks- und Pausenversorgung, nach Genuß, nach Kommunikation. Die Gemeinschaftsverpflegung in der DDR ist nicht ausschließlich eine Frage der Sicherung des Energie- und Nährstoffbedarfs; sie hat vielmehr einen ansteigenden Beitrag zur komplexen Bedürfnisbefriedigung zu leisten (Möhr).

— Die Qualitätssicherung ist Bestandteil der umfassenden Intensivierung und damit eine Voraussetzung für den dynamischen Leistungsanstieg in unserer Volkswirtschaft. Die Gemeinschaftsverpflegung hat auf diesem Gebiet wichtige Aufgaben bei der Gestaltung der Arbeits- und Lebensbedingungen zu lösen. Qualitätssicherungsmaßnahmen müssen in der Breite wirksam und für Millionen Tischgäste täglich spürbar sein! Es sind entsprechende Motivationen bei der Qualitätssicherung auf dem Gebiet der Gemeinschaftsverpflegung zu schaffen. Die Mitarbeiter der Küchenkollektive wären dankbar, wenn neben die materielle auch die moralische Anerkennung tritt (Pilz).

— Die Mittags- und Pausenversorgung entspricht noch nicht in jeder Beziehung den ernährungswissenschaftlichen Erfordernissen: obwohl die physische Arbeitsbelastung ständig geringer wird, bleibt der Energiegehalt der Speisen auf dem alten Niveau, der Fettanteil der Speisen (vor allem bei tierischen Fetten mit viel gesättigten Fettsäuren) ist zu hoch, der Anteil an Ballaststoffen ist zu niedrig, der Kochsalzgehalt ist zu hoch. Ein Problem ist auch, daß bei steigender Attraktivität des Pausenangebotes zuviel Energie aufgenommen wird. Es sollten zum 2. Frühstück mehr Gemüsebeilagen angeboten werden (Zobel).

— Bei der Speisenausgabe ist darauf zu achten, daß die Ausgabetemperatur der Warmkost 70 °C betragen soll. Um diese Temperatur einzuhalten, ist die Verwendung vorgewärmter Teller erforderlich. Eine Temperatur von 50 °C wird nicht mehr als heiß empfunden. Es kommt dann zum Qualitätsabfall. Bei der Schülerspeisung ist besonders wichtig, die Kartoffeln in der Ausgabestelle zu kochen. Angelieferte gekochte Kartoffeln verlieren dann beträchtlich an Qualität, wenn sie länger als 30 Minuten stehen.
In der Gemeinschaftsverpflegung sollte künftig der Verkauf über Automaten an Bedeutung gewinnen (Reim).

— Die Hygiene hat verständlicherweise auf dem Gebiet der Gemeinschaftsverpflegung eine besondere Bedeutung (u. a. Verarbeitung größerer Lebensmittelmengen, Abkühlung großer Mengen gekochter Speisen, Speisentransport, Einhaltung der Kühlkette, Überschreitung von Standzeiten). Trotz des hohen Hygienerisikos (Infektionskrankheiten durch Mißachtung gesetzlicher Maßnahmen) besitzt das Ernährungsrisiko (Über- bzw. Unterernährung) eine wesentlich größere Bedeutung. Auf folgende Fakten muß immer wieder hingewiesen werden: der manuelle Kontakt mit Lebensmitteln erhöht den Keimgehalt, die Verarbeitung größerer Mengen in der Gemeinschaftsverpflegung kann bei Kapazitätsüberlastung evtl. nicht mehr beherrschbar sein, beim Einfrieren von Fleisch müssen zu hohe Schichtdicken vermieden werden, das „Vorkochverbot" ist auf jeden Fall zu beachten (v. Kozierowski).

— Dem Würzen der Speisen muß mehr Aufmerksamkeit gewidmet werden. Die Palette der Würzmittel ist zurückgegangen. Kombinierte Würzmittel schränken die Bedeutung einzelner Würzmittel ein! Gleichzeitig geht die Harmonie des Würzens zurück. Das Würzen der Speisen muß bei der Ausbildung der Küchen-Mitarbeiter mehr berücksichtigt werdon (z. B. Bedeutung von Käse, Wein, Schinken als Würzmittel) (Triebe).

— In der Schülerspeisung ist es wichtig, die tatsächlichen Nahrungsaufnahmen zu ermitteln. Verzehrsanalysen zeigten, daß tw. nur 2/3 der bereitgestellten Mengen tatsächlich verzehrt werden. Die Schüler besitzen vermutlich eine Abneigung gegen Eintöpfe (hier gibt es die meisten Abfallmengen). Es ist nicht einfach, allen Ansprüchen gerecht zu werden: Wurstgerichte haben z. B. viel Fett und viel Kochsalz, bieten aber auch viel Eisen (Gehlert).

— In der Nachtschichtversorgung gibt es große Unterschiede zwischen den Bezirken der DDR. Es geht darum, den Werktätigen ernährungsphysiologisch hochwertige Mahlzeiten gegen 0.30 Uhr anzubieten. Der Betrieb muß entscheiden, ob die eigene Küche kocht oder ob es rationeller ist, das Essen in Kooperation mit anderen Betrieben zu beziehen. Es ist auch möglich, das Essen aus Gaststätten in Speisentransportbehältern zu erhalten. Für die Zwischenverpflegung ist die Versorgung über Automaten zu empfehlen (Zenker).

— Die Versorgung in allen Schichten mit Gemeinschaftsverpflegung beträgt 80%. Ziel muß es sein, die Essenverluste zu senken und das Angebotsniveau zu erhöhen. Es wird vorgeschlagen, dem Speisenverlust durch eine differenzierte Essensausgabemenge zu begegnen. Dabei ist es notwendig, Nachschlag zu geben. Gemüse, Obst und Süßspeisen sollen von den Essenteilnehmern frei gewählt werden können. Die Essenmarken sollten ein Jahr Gültigkeit besitzen. Eine lange Planung der Gerichte wird nicht als sinnvoll gehalten, da häufig schnelle Entscheidungen in Abhängigkeit von der Marktlage erforderlich sind. Als Voraussetzung für eine optimale Teilnahme an der Gemeinschaftsverpflegung werden Untersuchungen über eine Beliebtheit der Speisen empfohlen.

F. Baum

Die GfE informiert

Für eine gesunde Lebensweise

Aufgaben der medizinisch-wissenschaftlichen Gesellschaften der DDR bei der Förderung einer gesunden Lebensführung der Bürger

Der Koordinierungsrat der medizinisch-wissenschaftlichen Gesellschaften der DDR gibt in seinem Beschluß vom 22.3.1985, der am 10.9.1985 vom Minister für Gesundheitswesen bestätigt wurde, Hinweise zur weiteren Förderung und Entwicklung einer gesunden Lebensweise. Den medizinisch-wissenschaftlichen Gesellschaften wird die Aufgabe gestellt, ihre Mitglieder für eine wirkungsvolle gesundheitserzieherische Tätigkeit zu motivieren und ihnen entsprechende Kenntnisse und Fähigkeiten zu vermitteln. Gesundheitserziehung ist insbesondere zu verwirklichen durch

— differenzierte Gesundheitsberatung der Bürger
— arbeits- und kommunalhygienische Beratung der Bürger sowie der Leiter von Betrieben und Staatsorganen
— Öffentlichkeitsarbeit in Wohngebieten und Betrieben
— Mitwirkung an Bildungsprozessen anderer gesellschaftlicher Bereiche.

Zur Verwirklichung entsprechender Aufgabenstellungen werden die Präsidien und Vorstände der Dach-, Fach- und Regionalgesellschaften angeregt, in ihrer Tätigkeit insbesondere auf folgenden Gebieten Aktivitäten zu entwikkeln:

— Einflußnahme auf eine stärkere Orientierung medizinischer Forschungsarbeiten zur wissenschaftlichen Fundierung des für eine erfolgreiche Gesundheitserziehung und Prophylaxe erforderlichen ärztlichen Handelns. Weitere Vertiefung von

Einblicken in die Zusammenhänge zwischen gesunder Lebensführung und Entwicklung von adaptiven Prozessen bzw. Entstehung von degenerativen Gesundheitsstörungen
— Unterstützung der Forschungsarbeiten auf dem Gebiet Methodik der Gesundheitserziehung und Förderung entsprechender wissenschaftlicher Arbeiten. Analyse von Forschungsergebnissen, die für die Gesundheitserziehung und Prophylaxe von Bedeutung sind, und deren Umsetzung im Fachgebiet (multivalente Nutzung von Forschungsergebnissen unter dem Aspekt der Gesundheitserziehung)
— Beachtung gesundheitserzieherischer Aspekte und Themen bei der Programmgestaltung medizinisch-wissenschaftlicher Veranstaltungen. Aufnahme von Vorträgen zu Problemen der gesunden Lebensführung in die wissenschaftlichen Programme
— Förderung der Integration von Problemen der Gesundheitserziehung in die Aus-, Weiter- und Fortbildung der Ärzte und mittleren medizinischen Fachkräfte
— Einflußnahme auf die Realisierung der in den Dokumenten zur Weiterbildung von Fachärzten/Fachzahnärzten festgelegten gesundheitserzieherischen Anforderungen an Facharztkandidaten
— Förderung und Unterstützung der Publikationstätigkeit zu Fragen der gesunden Lebensführung in den medizinischen Fachzeitschriften unter dem Aspekt, das Wissen und die Fähigkeiten der Ärzte auf diesem Gebiet zu erhöhen
— Einbeziehung von Fragen der Gesundheitserziehung in die bi- und multilaterale Zusammenarbeit mit medizinisch-wissenschaftlichen Gesellschaften der sozialistischen Länder
— Stimulierung der Leistungen der Mitglieder der Gesellschaften für die Lösung gesundheitserzieherischer Probleme
— Erhöhung des Stellenwertes der Gesundheitserziehung in der Tätigkeit medizinisch-wissenschaftlicher Gesellschaften durch Anerkennung von bedeutsamen Leistungen auf diesem Gebiet
— Wahrnehmung von Aktivitäten zur Gesundheitserziehung durch Mitglieder medizinisch-wissenschaftlicher Gesellschaften gegenüber der Bevölkerung durch

- Nutzung der ärztlichen Konsultationen und Klinikaufenthalte zur allgemeinen und spezifischen Gesundheitserziehung
- Veröffentlichung von Publikationen zu Fragen der Gesundheitserziehung in der Tagespresse sowie in populärwissenschaftlichen Zeitschriften
- Eigenverantwortliche Durchführung von Foren, Aussprachen und anderen Beratungen bzw. Mitwirkungen an solchen zur Erläuterung allgemeingültiger Grundsätze und spezifischer Fragestellungen der Gesundheitserziehung vor der Bevölkerung oder vor Berungsgruppen in Zusammenarbeit bzw. Abstimmung mit den Bezirks- und Kreiskomitees für Gesundheitserziehung und der Urania.

Der Vorstand der GfE hat den Beschluß des Koordinierungsrates in seiner Vorstandssitzung vom 21. 3. 1986 diskutiert und alle Sektionen beauftragt, das Material als Ausgangsposition bei der Erarbeitung von Maßnahmen zu nutzen. Die in den Sektionen diskutierten und festgelegten Aktivitäten sollen in deren Arbeitsprogramme bzw. Maßnahmepläne aufgenommen werden.

—wr—

XXIX. Kongreß unserer Slowakischen Schwester-Gesellschaft

Der XXIX. Kongreß der Slowakischen Gesellschaft für rationelle Ernährung (SGRE) vom 21. bis 23. 4. 1986 in Tatranska Lomnica hatte das Ziel, den XVII. Parteitag der KPČ für die SGRE auszuwerten. Dabei wurde von dem Motto „Bei der Sicherstellung der Ernährung und der Erhöhung des Selbstversorgungsgrades jetzt und in der Zukunft ist die Pflanzenproduktion und ihre Intensivierung das entscheidende Glied“ ausgegangen.

Profilierte Redner — neben der Vorsitzenden der SGRE, Frau Dr. Vrabelova, die Stellvertreter des Ministers für Gesundheitswesen der SSR ist, ein Stellvertreter des Vorsitzenden der Regierung der SSR (Kansky), der Minister für Landwirtschaft und Ernährung der SSR (Janovic) sowie die stellvertretenden Minister der SSR für Handel (Somogyi) und für Schulwesen (Kiss) — gaben in ihren Vorträgen die grundsätzlichen Orientierungen, während zahlreiche Beiträge von Mitarbeitern aus Forschungsinstituten auf spezielle Probleme vor allem der Produktion pflanzlicher Rohstoffe und ihrer Verarbeitung zu hochveredelten Lebensmitteln eingingen.

Im folgenden einige Passagen aus den Referaten der Hauptredner. Kansky begrüßte den Kongreß im Namen des ZK der KPS und der Regierung der SSR, bevor er zu seinem Referat das Wort ergriff. U. a. betonte er, daß die rationelle Ernährung fest eingebunden sei in das Programm der gesellschaftlichen Entwicklung. Dabei komme es darauf an, die engen Beziehungen zwischen Produktion und Verbrauch zu beachten, wobei aber das Sortiment gleichzeitig dem Prinzip der Energieeinsparung sowohl in Produktion als auch Konsumtion gerecht werden müsse. In diesem Zusammenhang müsse auch eine geeignete Struktur pflanzlicher und tierischer Produkte gewählt werden. Der Verbrauch sei umfassend durch die Stabilität des Binnenmarktes zu unterstützen. Er forderte, die Preispolitik so auszurichten, daß neue Preise für innovierte Erzeugnisse auch die ernährungsphysiologische Seite der Produkte berücksichtigen. Dies sei eine wichtige Seite der Gebrauchswerterhöhung, natürlich nicht die einzige.

Janovic referierte zu den Aufgaben des Komplexes Landwirtschaft und Lebensmittelindustrie. In Übereinstimmung mit den Beschlüssen über die volkswirtschaftliche und soziale Entwicklung bis 1990 mit dem Ausblick auf das Jahr 2000 sollen sich bis 1990 die pflanzliche Produktion in der ČSSR um 9,1% (in der SSR um 11,4%), die tierische Produktion um 5% (in der SSR um 5,5%) erhöhen.

Während der Fleischverbrauch ansteigen wird, ist bei Milch und Eiern eine Stagnation bei qualitativen Verbesserungen vorgesehen. Der an die landwirtschaftliche Produktion gestellte Anspruch sei sehr hoch einzuschätzen, weil sich 40% des Bodens in Lagen befinden, die man nicht so nutzen kann, wie man gern möchte. Hierzu gehören z. B. Beschränkungen des Einsatzes von Agrochemikalien in Trinkwassereinzugsgebieten.

Insgesamt stehe nicht nur das Problem des höheren Selbstversorgungsgrades des Landes aus der Sicht der landwirtschaftlichen Produktion, sondern es gehe insgesamt um die Bewältigung des Verbrauchs. In der Slowakei seien 45% der Frauen und 55% der Männer übergewichtig. Die Kosten für die Heilung ernährungsbedingter Krankheiten seien hoch. Es wäre notwendig, auch die Ernährungserziehung zu intensivieren. Würde man schon heute nach den Normen essen, hätte man schon jetzt einen Überfluß und könnte sich viel stärker um die Qualität kümmern.

Somogyi sprach zu den Aufgaben des Handels bei der Rationalisierung der Ernährung. Er setzte sich mit einigen Problemen auseinander, die der Aufgabe noch entgegenstehen, den Bedarf qualitativ im vollen Sortiment zu dekken. Dies betreffe z. B. den energetischen Wert der Lebensmittel, die Verpackung und das Angebot für spezielle Gruppen.

Der Redner übte Kritik an der ungenügenden Entwicklung des Obst- und Gemüseverbrauchs in der SSR. Zwar sei der Marktverbrauch um 19% im 7. Fünfjahrplan angestiegen, doch liege er noch 30 bis 40% unter den Erfordernissen.

Auch wendete er sich kritisch der schlechten Einstellung des Handels und der Dienstleistungen zur rationellen Ernährung zu. Man könne die Erzeugnisse schneller innovieren als die Einstellung der Mitarbeiter dieser Institutionen. Hier sei auch für die SGRE ein breites Tätigkeitsfeld.

Vrabelova äußerte sich zu den Aufgaben der SGRE nach dem XVII. Parteitag der KPČ. Sie knüpfte an die Ausführungen von Husak auf dem Parteitag an, die Partei werde immer darauf achten, daß sich die Ernährung rationell gestaltet, und an die hohe Wertschätzung, welche die SGRE anläßlich der Festveranstaltung zu ihrem 30jährigen Jubiläum im Herbst 1985 durch Partei und Regierung erfahren hat.

Sie stellte u. a. fest, daß an den Empfehlungen für den Lebensmittelverzehr unablässig gearbeitet werden müsse, um stets die neuesten wissenschaftlichen Erkenntnisse zu berücksichtigen. Sie seien nach ökonomischen und gesundheitlichen Gesichtspunkten zu optimieren, die Rationalisierung der Ernährung sei ein gesamtgesellschaftliches Problem. Unter diesem Aspekt stelle sich die Forderung nach der Ausarbeitung neuer Empfehlungen. Es müsse ein neuer Verpflegungstyp entwickelt werden, der sowohl den Bedürfnissen als auch der rationellen Ernährung entspricht. Deshalb sei das Ernährungsbewußtsein gleichzeitig zu entwickeln, und zwar durch das Zusammenwirken von Markt (Angebot), Ernährungserziehung und sozio-ökonomischen Maßnahmen.

Kiss behandelte die Tendenzen der Schulverpflegung bis zum Jahr 2000 und setzte sich für bedeutende qualitative Verbesserungen ein, die auch die materiell-technische Ausstattung betreffen. Es gebe aber auch organisatorische Mängel. So bezeichnete er als Ursache für den Rückgang der Teilnahme der Studenten an der Gemeinschaftsverpflegung die ungenügende zeitliche Abstimmung der Vorlesungen und ungünstige Beziehungen zwischen dem Ort der Vorlesungen und der Verpflegung.

Aus der DDR nahmen G. Gebhardt, Vorsitzender der Gesellschaft für Ernährung in der DDR, und H. Groß, Vorsitzender der Sektion Ernährungswirtschaft der GfE, mit Vorträgen über die Bedeutung pflanzlicher Lebensmittel als Eiweißträger bzw. über die Entwicklung des Verbrauchs von pflanzlichen Lebensmitteln in der DDR an diesem Kongreß als Gäste des Veranstalters teil.

Die Vorsitzende der SGRE würdigte die langjährige erfolgreiche Zusammenarbeit mit der GfE, auch als Modell für den Abschluß ähnlicher vertraglicher Beziehungen mit den Ernährungsgesellschaften anderer sozialistischer Länder. Der seit 1972 bestehende Vertrag über die Zusammenarbeit zwischen der GfE und der SGRE wurde für den Zeitraum 1986 bis 1990 durch Unterschrift der Vorsitzenden beider Gesellschaften verlängert.

—Hegro—

Arbeitskreis Handel und Ernährung der Sektion Ernährungswirtschaft tagte in Gera

Vom 11.11. bis 13.11.1985 nahmen 46 Mitarbeiter aus wissenschaftlichen Einrichtungen, staatlichen Organen, Industrie und Handel sowie Massenmedien an einer Beratung mit Weiterbildungscharakter zu dem Thema „Aufgaben bei der Erhöhung des Versorgungsniveaus und der kundenorientierten Realisierung der Warenfonds bei Lebensmitteln“ teil.

In seinem Grundsatzreferat ging der Vorsitzende des Arbeitskreises, W. Ekkardt, Mitglied des Vorstandes der Sektion Ernährungswirtschaft, davon aus, daß die konsequente Durchsetzung der Hauptaufgabe in ihrer Einheit von Wirtschafts- und Sozialpolitik es erfordert, neben der materiellen Verbesserung des Lebensniveaus zugleich die qualitativen Werte unseres sozialistischen Lebens ständig zu vervollkommnen. Dazu gehören nicht zuletzt die Handelskultur und insbesondere das Verkaufsniveau.

Ausgehend davon, daß die Versorgungs- und Handelstätigkeit tagtäglich im direkten Blickpunkt der Bevölkerung steht und daß eine zuverlässige und niveauvolle Versorgung nicht unwesentlich die Leistungsbereitschaft der Werktätigen stimuliert und das politische Klima beeinflußt, muß der sich ständig verändernde Bedarf bekannt und Grundlage der Versorgungsplanung sein. Maßnahmen zur niveauvollen aktiven Realisierung der verfügbaren Warenfonds bedürfen der Zusammenarbeit aller an der Lebensmittelversorgung beteiligten Bereiche, auch wenn sie für den Kunden erst in der Einzelhandelsverkaufsstelle bzw. Gaststätte wirksam werden. Der aktive Verkauf zur Realisierung der Warenfonds stützt sich auf die Einheit und qualitative Entwicklung seiner drei Hauptmerkmale, der Warenpräsentation, der Information zum Warenangebot und der warenbezogenen Werbung, die gleichzeitig wesentliche Bestandteile der Verkaufskultur sind.

R. Klein vom Rationalisierungs- und Forschungszentrum des Einzelhandels stellte an den Anfang seiner Ausführungen zum Handelsniveau die berechtigte Feststellung, daß zwar in den letzten Jahren erste und spürbare Fortschritte erreicht wurden, jedoch noch ein enormer Aufholebedarf besteht. Diese Aufgabe besitzt einen hohen gesellschaftlichen Stellenwert und widerspiegelt die Einheit und das Grundanliegen von hoher Leistungsfähigkeit der Volkswirtschaft und Attraktivität im Prozeß des Handelns.

Zwei Aufgaben gilt es dabei gleichzeitig in Angriff zu nehmen, nämlich

- in jeder Verkaufseinrichtung die Grundsätze der Verkaufskultur durchzusetzen und
- in zentralen Geschäftsstraßen komplexe Beispiele zu schaffen, die ein hohes Leistungsniveau demonstrieren.

W. Keppler, Vorstandsmitglied Handel des Konsumgenossenschaftsverbandes Bezirk Suhl, sprach zu Anforderungen an die Gestaltung der Kooperationsbeziehungen. Ausgangspunkt hierfür ist der Hinweis auf der 5. Tagung des ZK der SED, statt der Arbeit für das Lager die Arbeit für den Kunden zu gestalten.

Dazu wurden u. a. folgende Anforderungen formuliert, die mit den Kooperationsbeziehungen täglich zu garantieren sind:

- Sicherung eines hohen Frischegrades der Lebensmittel als Merkmal der Handelskultur
- Verbesserung der Einkaufsbedingungen für den Kunden
- Sicherung von dauerhaften und stabilen Lösungen, z. B. mit der Anwendung der Dauerbestellung
- Durchsetzung des wissenschaftlich-technischen Fortschritts im Warenumschlagsprozeß, das heißt nicht EDV oder Versorgung, sondern mit EDV besser versorgen
- Die ökonomischen Beziehungen zum gegenseitigen Vorteil entwikkeln.

F. Gollmick, Mitglied der Winzergenossenschaft Freyburg, sprach über die Entstehung und den Anbau von Wein und vermittelte wichtige Informationen darüber, was Händler und Verbraucher bei Lagerung und Verbrauch beachten müssen.

H.-J. Michaels, DDR-Fernsehen — Studio Rostock, behandelte das Thema „Mittel und Methoden der Publikationsorgane zu einer gezielten Kundeninformation bei der Auswahl und dem Verzehr von Lebensmitteln". Er informierte über Platz und Aufgaben der Ratgeber im Bereich der Medien, speziell im Fernsehen der DDR, und bezog sich dabei auf die Möglichkeiten und Grenzen eines Ratgebermagazins „Rund um Küche und Haushalt".

D. Schilling, Handelshochschule Leipzig, Stellvertreter des Vorsitzenden der Sektion Ernährungswirtschaft, ging in seinen Ausführungen zum Thema „Ist das Kundengespräch im Lebensmittelhandel überholt?" davon aus, daß in den Dokumenten der SED verständlich und lebensnah dargestellt ist, welche für den Kunden spürbare Wirkung mit der Orientierung auf ein höheres Verkaufsniveau zu erreichen ist. Zur komplexen Aufgabenstellung, ständig in anspruchsvoller Weise ein bedarfsgerechtes Sortiment darzubieten, den Kunden zu helfen, beim Einkauf Zeit einzusparen, den Einkauf angenehm und erlebnisreich zu gestalten, gehöre ebenfalls eine höfliche Atmosphäre.

In seinen Ausführungen zur Einordnung des persönlichen Kundenkontaktes in die Aktivitäten zur Erhöhung des Verkaufsniveaus und zur wirksamen Gestaltung des Kundengespräches verwies der Referent auf die Bedeutung des Verkaufstrainings und gab inhaltliche und organisatorische Hinweise, um die Mitarbeiter entsprechend zu befähigen. Dabei sei eine Kundenberatung bei der Selbstbedienung im Lebensmittelhandel keineswegs auszuschließen. Schilling führte weiterhin den Nachweis, daß die Erhöhung des Verkaufsniveaus und die aktive, kundenwirksame Realisierung der Warenfonds eine untrennbare Einheit bilden. Dabei ginge es auch darum, eine Konsumtionsstruktur zu unterstützen, in der qualitativ wachsende Ansprüche an die Ernährung immer mehr mit volksgesundheitlichen Erfordernissen in Einklang stehen.

Eine Exkursion in die Konsum-Kaufhalle „Brüte" in Gera unterstützte die Referate. Das abschließende Forum mit leitenden Mitarbeitern der Getränkeindustrie, des Fleischkombinates, des Backwarenkombinates, des VEB Obst/Gemüse/Speisekartoffeln, des Kombinates GHG WtB und des Milchkombinates des Bezirkes Gera wurde zu einem regen Erfahrungsaustausch zu der Aufgabenstellung, die niveauvolle Realisierung der Warenfonds in den Objekten des Lebensmitteleinzelhandels und des Gaststättenwesens noch wirksamer zu unterstützen.

W. Eckardt

Personalia

Wir gratulieren

60 Jahre

Edwin Thon

Heyrode, 20. 11. 1986

Prof. Dr. rer. nat. Harry Scharfschwerdt

Berlin, 23. 11. 1986

Prof. Dr. sc. med. Blech

Halle, 26. 12. 1986

Weiterbildung an der Fachschule für das Gaststätten- und Hotelwesen Leipzig

Für Leitungskader der Gemeinschaftsverpflegung führt die Fachschule in Zusammenarbeit mit der Fachsektion Qualitätssicherung der KdT im Jahre 1987 folgende Intensivlehrgänge zur Weiterbildung durch:

- Qualitätssicherung in der Gemeinschaftsverpflegung — Grundlehrgang
  Suhl, März 1987
- Intensivierung Speisenproduktion
  Leipzig, 18. 5.—22. 5. 1987
- Qualitätssicherung in der Gemeinschaftsverpflegung — Grundlehrgang
  Leipzig, 15. 6.—19. 6. 1987
- Qualitätssicherung in der Gemeinschaftsverpflegung — Grundlehrgang
  Dresden, IV. Quartal 1987
- Qualitätssicherung in der Gemeinschaftsverpflegung — Aufbaulehrgang (nur für Teilnehmer bisheriger Grundlehrgänge)
  19. 10.—23. 10. 1987
- Anwendung von Bürocomputern in der Gemeinschaftsverpflegung
  Frankfurt/Oder, 23.—27. 11. 1987
- Qualitätssicherung in der Gemeinschaftsverpflegung — Grundlehrgang
  Frankfurt/Oder, 23.—27. 11. 1987

Außerdem wird ein postgraduales Studium mit Fachabschluß „Fachökonom für Gemeinschaftsverpflegung" mit der Studiendauer von September 1987 bis Juli 1988 durchgeführt. Dieses Studium wendet sich an Küchenleiter in der Gemeinschaftsverpflegung.

Für Leitungskader aus Gaststätten werden folgende Intensivierungslehrgänge durchgeführt:

- Gaststättenkultur
  vom 30. 3. bis 3. 4. 1987 oder vom 22. 6.—26. 6. 1987 in Leipzig
- Leitertraining
  vom 25. 5.—29. 5. oder 21. 9. bis 25. 9. 1987 in Leipzig
- Jugendorientierte Gastronomie
  vom 6. 4.—10. 4. 1987 in Leipzig
- Schnellgastronomie — Grundlehrgang
  vom 28. 9.—2. 10. 1987 in Leipzig

Bewerbungen und Rückfragen sind zu richten an

Fachschule für das Gaststätten- und Hotelwesen
Abteilung Weiterbildung,
PSF 1049
Leipzig
7010

H. Pilz

1. Geschichtskonferenz an der Fachschule für das Gaststätten- und Hotelwesen Leipzig

Unter dem Motto „Traditionen und Erbpflege als Leistungsanspruch in Gemeinschaftsverpflegung und Gaststätten" führt die Fachschule in Zusammenarbeit mit der Fachsektion Qualitätssicherung der KdT im Mai 1987 ihre 1. Geschichtskonferenz durch. Fortschrittliche Traditionen und ihre Nutzung als Grundlage für den qualitativen Leistungsanstieg in den nächsten Jahren werden Inhalt dieser Konferenz sein. Die Konferenz wird zwei Hauptkomplexe behandeln. Im ersten werden zeitgeschichtliche Beiträge zur Zweigentwicklung bei der Versorgung und Realisierung der Wirtschafts- und Sozialpolitik behandelt. Besondere Rolle werden dabei Situation und Entwicklung in den ersten Jahren nach 1945 auf der Grundlage der entsprechenden Befehle der damaligen Sowjetischen Militärverwaltung in Deutschland speziell für die betriebliche Gemeinschaftsverpflegung und für die Schülerspeisung spielen.
Bei der zweigmäßigen Geschichtsbetrachtung der Gaststätten wird die Herausbildung des volkseigenen Gaststättenwesens Schwerpunkt sein. Im zweiten Komplex der Geschichtskonferenz werden Rolle und Funktion von Gemeinschaftsverpflegung und Gaststätten in der Territorialgeschichte Schwerpunkt sein. Untersuchungsergebnisse aus den verschiedenen Ortsgeschichten zu den Aufgaben, die die Gemeinschaftsverpflegung und die Gaststätten lösten und welchen Einfluß sie im gesellschaftlichen Leben hatten, sind somit Gegenstand dieses Komplexes. Dabei werden auch Anregungen zur Ortsgeschichtsschreibung geboten. Desgleichen soll die Arbeit an den Betriebschroniken gefördert werden.
Interessenten für die 1. Geschichtskonferenz wenden sich an

Fachschule für das Gaststätten- und Hotelwesen
Abteilung Entwicklung/Dokumentation
PSF 1049
Leipzig
7010

Sie erhalten dann weitere Informationen über Termin und Ablauf der Veranstaltung.

H. Pilz

Umweltbiophysik

Eine Einführung

von F. Kössler; Akademie-Verlag Berlin 1984; 310 Seiten mit 86 Abbildungen und 36 Tabellen; Preis 18,— M.

Die Darstellungen basieren auf einer Vorlesung gleichen Titels. Der Leser erhält praktische Probleme des Umweltschutzes vermittelt. Dabei werden neben allgemeinen Gesetzmäßigkeiten vielfach sehr detaillierte Beschreibungen von Vorgängen und Hypothesen vorgenommen. Das Buch ist in drei Komplexe gegliedert. Das Kapitel Ökosysteme (etwa 80 Seiten) beschränkt sich in Detailfragen auf hydrische Systeme und die Atmosphäre. Die in den weiteren Kapiteln („Mechanische Schwingungen", „Elektromagnetische Schwingungen") gebotenen Informationen sind in nur wenigen Büchern unter dem Aspekt des Umweltschutzes dargestellt. Es lag nicht in der Absicht des Autors, das Fachgebiet umfassend zu behandeln. Dieser Konzeption entsprechend, fehlt leider auch unter den viel diskutierten Teilgebieten eines über „Ionisierende Strahlung".
Ein kleines Kapitel „Biophysikalische Aspekte der Umwelt-Toxikologie" enthält einige exakte Aussagen zum DDT bzw. zu Insekticiden allgemein.
Die insgesamt anschauliche Darstellung ist hervorzuheben.

R. Macholz

Ernährungsempfehlungen in anderen Ländern Was empfiehlt man in Kanada?

Überall in der Welt nimmt das Interesse an gesunder vernünftiger Ernährung zu, seitdem man weiß, in wie inniger Weise Ernährung, Gesundheit und Lebenserwartung miteinander zusammenhängen und daß man mit gesunder Ernährung bestimmten Herzkreislauferkrankungen, manchen Arten der Krebserkrankungen, Magendarmerkrankungen, der Zuckerkrankheit, der Gicht, der Zahnkaries vorbeugen kann. Es finden sich in den Industriestaaten zunehmend Aussagen der Ernährungswissenschaft, was zu tun sei.
In Kanada wurde folgendes vorgeschlagen (MA Journal **120** (1979) S. 1241 bis 1242):
Verminderung des Fettanteils in der Kost von derzeit über 40% auf 35% des Gesamtenergieverzehrs. Eine Quelle für mehrfach ungesättigte Fettsäuren (Linolsäure) soll in die Kost einbezogen werden. Wichtig in der Ernährung sind Vollkornprodukte, Obst und Gemüse. Dagegen sind Alkohol, Salz und Zucker möglichst wenig zu verzehren. Fettsucht soll verhindert oder kontrolliert werden durch eine Verminderung des übermäßigen Lebensmittelverzehrs und in vermehrter körperlicher Aktivität. Vorsicht soll walten bei einer ausreichenden Versorgung mit Vitaminen und Mineralstoffen, wenn der Gesamtenergieverzehr reduziert wird.
Diese Empfehlungen sollen helfen, die Öffentlichkeit im Hinblick auf eine vernünftige Ernährung zu beraten und die persönliche Verantwortung für die eigene Gesundheit zu unterstreichen. Für diese Empfehlungen zeichnen verantwortlich die verschiedenen Gesundheitsbehörden und mehr als 50 Berufsorganisationen, die mit Gesundheit, Erziehung, Leistungsfähigkeit, mit der Lebensmittelindustrie, der Lebensmittelproduktentwicklung und der Landwirtschaft zu tun haben.
Ein Prinzip bei der Ernährungsberatung ist maßvolles Herangehen, nämlich bestimmte kritische Lebensmittel zu reduzieren, anstatt sie zu verbieten. Sie sind kein Ersatz für therapeutische oder spezielle Ernährungsformen, mit denen der Arzt bestimmte Leiden behandelt.
Um den Fettgehalt der Kost zu reduzieren, wird empfohlen, den Verzehr energiereicher, fett- und zuckerreicher Produkte wie Kuchen, Torten, Dauerbackwaren und Eiskrem, Kartoffelchips und andere in Fett gebratene Snacks, Schokolade und andere Süßwaren, alkoholfreie Erfrischungsgetränke und alle Arten alkoholischer Getränke zu vermindern.
Weitere praktische Maßnahmen orientieren auf den Verzehr magerer Fleisch-

sorten, Fettstreifen vom Fleisch abzutrennen, fette Soßen und in Fett gebackene oder gebratene Lebensmittel zu reduzieren, Zubereitungsmethoden wie Backen, Grillen und Schmoren zu bevorzugen, auf Schlagsahne und fettreiche Käsesorten zu verzichten, statt dessen fettarme Molkereiprodukte wie fettreduzierte Milch, Quark und Joghurt zu verwenden.

Da der Kochsalzverzehr in Kanada zu hoch ist, wird auch empfohlen, salzreiche Lebensmittel mäßig zu verzehren und im Salzverbrauch in der Küche und bei Tisch maßvoll zu sein. —H.H.—

Einfache praktische Empfehlung für die Ernährung der stillenden Mutter

Für die Ernährung der Stillenden gelten im Prinzip die gleichen einfachen Regeln zur gesunden Ernährung, wie sie für Kleinkinder, Kinder, Jugendliche und Erwachsene, für alte Menschen oder für schwangere Frauen empfohlen werden:

Reichlicher Verzehr pflanzlicher Produkte wie (dunkles) Brot, Obst, Gemüse, Kartoffeln und Hülsenfrüchte, von Trinkwasser und Mineralwasser, und zwar nach Appetit, Sättigung und Bekömmlichkeit.

Mäßiger Verzehr tierischer Produkte (Fleisch und Fleischerzeugnisse, Milch und Milcherzeugnisse, Eier usw.), und zwar bevorzugt magere Fleisch- und Molkereiprodukte.

Genügsamkeit oder Zurückhaltung im Verzehr von Süß-, Dauerback- und Konditoreiwaren, von Zucker und Kochsalz, von Desserts, Krems, fetten Speisen und Soßen. Diese Produkte verzehrt man einseitig zum Genuß; in der Ernährung sind sie entbehrlich, u. U. auch schädlich. Diese Produkte sind reich an Energie aus Fett und Zucker, aber arm an Eiweiß, Vitaminen und Mineralstoffen sowie an Ballaststoffen. Die Bevorzugung dieser Produkte reduziert zwangsläufig den Verzehr gesundheitsfördernder Nahrungsmittel bzw. -bestandteile und fördert die Fehlernährung.

Für die Milchbildung (der tägliche Bedarf des Säuglings liegt im Durchschnitt bei 700 ml) benötigt die Mutter etwa 500 kcal, und zwar 30 kcal für 8 g Eiweiß, 250 kcal für 28 g Fett und 200 kcal für 50 g Milchzucker. Weiterhin enthält die Muttermilch Mineralstoffe und alle Vitamine. Man hat diesen Mehrbedarf (unter Berücksichtigung von Verlusten bei der Verdauung und im Stoffwechsel) errechnet. Er beträgt bei der vollstillenden Frau etwa 600 kcal täglich. Entsprechend hat man den erhöhten Bedarf auch für die Vitamine und Mineralstoffe berechnet und daraus Richtwerte für die Ernährung der stillenden Frau abgeleitet. Diese Richtwerte geben einen rechnerischen Anhalt für die Höhe des Mehrbedarfs. Sie lassen aber außer acht, daß in der Schwangerschaft und während des Stillens im mütterlichen Stoffwechsel Anpassungs- und Sparmechanismen entwickelt werden, so daß der tatsächliche, praktische Bedarf deutlich unter den theoretischen Richtsätzen zu liegen scheint. Untersuchungen aus Entwicklungsländern zeigen, daß vollstillende und zudem noch arbeitende Mütter mit relativ sehr viel weniger Energie, überwiegend aus pflanzlicher Nahrung stammend, auskommen, ohne daß immer Zeichen der Unterernährung bei sich und ihren Kindern auftreten. Aber auch Untersuchungswerte über den praktischen Verzehr bei stillenden Müttern in Industriestaaten wie Schweden, England, USA oder Australien weisen entweder keine oder nur geringe Erhöhungen der Energieaufnahme auf (hier geht man von einem täglichen Grundbedarf junger Frauen von 2000 bis 2200 kcal aus). In dieser Größenordnung lag aber auch die Energieaufnahme stillender Mütter, oder sie war gering (und zwar um etwa 250 kcal) erhöht. Neben den erwähnten Sparmechanismen im mütterlichen Stoffwechsel wird als Erklärung auch herangezogen, daß die während der Schwangerschaft angelegten Energie- und Nährstoffreserven (etwa 1700 g Depotfett unter der Haut) zu einem gewissen Anteil ausreichen, um den für die Milchbildung erhöhten Energie- und Nährstoffbedarf zu decken. Aus diesen Überlegungen ist zu schließen, daß sich die stillende Mutter nicht veranlaßt sehen sollte, über ihren Appetit hinaus zu essen, sich etwa zum Essen zu zwingen, weil sie glaubt, nun für zwei essen zu müssen. Viel wichtiger ist eine sinnvoll zusammengestellte, ausgewählte, nach dem Appetit bemessene Kost, die, wie vorstehend gesagt, aus reichlich Gemüse, Obst und Brot und angemessenen Mengen an mageren Fleisch- und Milchprodukten besteht. Auch Fisch ist zu empfehlen. Nur wenn man sich reichlich mit den o. a. süßen und fetten Sachen einseitig ernährt, rutscht man in die Fehlernährung. Zusätzliche 250 bis 500 kcal täglich reichen auf jeden Fall aus, das sind aber nicht viel mehr als ein Teller Eintopf (zirka 300 kcal), eine Flasche Malzbier (250 kcal), eine Käsestulle (400 kcal) oder 1/2 l Milch (250 kcal). Im Gegenteil ist davor zu warnen, in der Stillperiode übermäßig zu essen, wenn man vorher schon Gewichtsprobleme hatte oder sie nachher befürchten muß.

Weitaus wichtiger ist es, dem Säugling mit der Muttermilch weder Alkohol, noch aus dem Zigarettenrauch stammende Gifte, noch von der Mutter eingenommene Arzneimittel zuzuführen. Sich hier zurückzuhalten bzw. Arzneimittel nur nach dem Rat des Arztes zu verwenden ist vernünftig. Maßhalten bei Kaffee und Tee ist ein weiterer Gesichtspunkt. Es kann nicht empfohlen werden, zur Deckung des errechneten Vitamin- und Mineralstoffmehrbedarfs unkontrolliert Präparate zu schlucken. Gegebenenfalls korrigiert der Arzt ein erkanntes oder mögliches Defizit durch entsprechende Verschreibungen, z. B. von Eisen- oder Vitamin-C-Präparaten.

—H. H.—

AUS ANDEREN ZEITSCHRIFTEN

Was der Verbraucher von Vitaminen erwartet

Die BRD-Fachzeitschrift „gv-praxis" beginnt in Heft 4/1986 mit Informationen über Vorträge, die auf dem wissenschaftlichen Symposium „Vitaminversorgung — eine Aufgabe der Ernährung" gehalten wurden. V. Pudel, Institut für Psycholog. Medizin an der Universität Göttingen, führte u. a. aus, daß der Begriff „Vitamin" beim Verbraucher ziemlich stereotype Gedan-

kenverbindungen auslöst, die mit Begriffen wie Gesundheit, Aktivität, Spannkraft, Energie, Konzentration umschrieben werden können.
Vitamin sei ein Pauschalbegriff für das Bündel all jener „vorzüglichen Eigenschaften", die aus einem einfachen Nahrungsmittel ein gesundes Lebensmittel entstehen lassen. Das Vitamin C spielt eigentlich in den Denkstrukturen der Bevölkerung die wichtige Stellvertreterrolle für Vitamine per se. So gesehen ist das Wissen über Vitamine eher mehr unzutreffend als richtig.
Im Rahmen einer repräsentativen Erhebung in der BRD zum Ernährungswissen gab es u. a. folgende Ergebnisse (Angaben in % der Befragten): 68 der Bevölkerung, 83 der Ärzte, 78 der Lehrer und 90 der Ernährungsfachjournalisten sind der Meinung, daß genügend Vitamine und Mineralstoffe für die **Energieversorgung** des Körpers am wichtigsten sind. 63% der Bevölkerung, 42 der Ärzte, 54 der Lehrer und 30 der Journalisten halten **Möhren** als ein Lebensmittel mit besonders viel **Vitamin C.** Besonders am letzten Beispiel läßt sich die Undifferenziertheit des Vitaminbegriffes erkennen. Vitamin A (Carotin) und Vitamin C können gedanklich nicht auseinandergehalten werden.

F. Baum

Zunehmende Beliebtheit aseptisch verpackter Lebensmittel

Die Nachfrage nach aseptisch verpackten Lebensmitteln hat in der letzten Zeit in verschiedenen Ländern erheblich zugenommen. So berichtet die Moskauer Zeitschrift „Torgowlja za rubeshom" (Handel im Ausland) über eine erhebliche Zunahme des Verbrauchs an aseptisch verpackten flüssigen Lebensmitteln in den USA. Diese Produkte werden einer kurzen Wärmesterilisation unterworfen. Das Verpackungsmaterial wird — in ähnlicher Weise wie beim aseptischen Verpacken von Milch — mit Wasserstoffperoxid behandelt.
Am verbreitetsten sind gegenwärtig nach dem Bericht der sowjetischen Zeitschrift Verpackungen mit einem Fassungsvermögen von 250 ml.
Beliebt sind Fruchtsaft-Konzentrate der verschiedensten Art, Fruchtsaftgetränke sowie Milcherzeugnisse.
Da Erzeugnisse in aseptischer Verpackung bis zu 6 Monaten ohne Kühlung aufbewahrt werden können, dienen die aseptisch verpackten Lebensmittel nicht nur einer wesentlichen Senkung des Energieverbrauchs. Sie sind auch im Vergleich zu Metalldosen sehr wirtschaftlich. Die Kosten für die aseptisch abgefüllten Lebensmittel sind um 10% niedriger als die Kosten für die entsprechenden Lebensmittel in Metalldosen. Der Gewinn der Kaufhallen, die Fruchtsäfte, Konzentrate und gekühlte Getränke in aseptischen Verpackungen anbieten, soll sechsmal höher sein als beim Verkauf der gleichen Erzeugnisse in Glasflaschen und zehnmal höher als beim Verkauf dieser Erzeugnisse als Gefrierkonzentrate in Metalldosen. In den USA sollen bereits 10% des gesamten Angebots an Apfelsaft aseptisch verpackt sein. (Nach: Lebensmittel in aseptischer Verpackung. Torgowlja za rubeshom (Moskau), Heft 8/1984, S. 46 bis 48).

G. Grundke

Diät bei Hyperurikämie

Die Diättherapie bildet die Basisbehandlung bei den stoffwechselbedingten Gelenkveränderungen und der Gichtniere. Bei Patienten mit asymptomatischer Hyperurikämie bis zu 9,0 mg pro dl vermögen Diätvorschriften allein den Harnsäurepool zu senken. Steigen die Harnsäurewerte über 9,0 mg/dl an oder treten klinische Komplikationen auf, so sind zusätzliche medikamentöse Maßnahmen unabdingbar. Empfohlen wird aus diätetischer Sicht vor allem die Einnahme von nur einer Fleischmahlzeit mit 100 bis 150 g pro Tag, das Vermeiden der purinreichen Innereien und die Umstellung der Eiweißzufuhr auf Milch- und Milchprodukte. Weiterhin ist bei den oft übergewichtigen Patienten eine Gewichtsreduktion anzustreben, denn diese bewirkt einen Abfall des Serumharnsäurespiegels und des renalen Harnsäuredurchflusses. Außer der Verringerung der Purinzufuhr in der Nahrung wirken sich weitgehende Einschränkung des Alkoholkonsums, alkalisierende Kostformen und diuretische Maßnahmen positiv auf die Stoffwechselstörung aus. (Gröbner, W.: Diättherapie der Gicht und Uratnephrolithiasis. Internist **25** (1984) 287—291).

V. Klimpel

Wein ohne chemische Zusätze

Im Ergebnis einer 30jährigen Entwicklungsarbeit ist es gelungen, Wein ohne jeglichen Einsatz chemischer Substanzen zu bereiten. Für den schwefelfreien Wein sind Trauben ausgesuchter Qualität, eine temperaturgesteuerte Gärung mit speziellen Reinzuchthefen und ein hoher hygienischer Standard in den Weinkellern sowie eine spezielle Abfülltechnologie erforderlich, die das Abfüllen des Weines unter Sauerstoffausschluß ermöglicht. Die Weinflaschen werden mit Korkstopfen und Aluminiumkapseln verschlossen, so daß ein Sauerstoffzutritt unmöglich ist. (Nach: Lebensmittel-Zeitung **20** (1986) 68).

G. Grundke

Schlankheitsdiäten

Mit so markanten Sätzen wie „Es gibt unsinnige Diäten, die Geld kosten und nichts nützen, und es gibt gefährliche Diäten, vor denen gewarnt werden muß" oder „Man wird nicht fett zwischen Weihnachten und Neujahr, sondern zwischen Neujahr und Weihnachten" wird die Situation auf dem (westlichen) Diätsektor zutreffend umrissen. Die wiederholte Auseinandersetzung mit dieser Thematik erscheint besonders deshalb gerechtfertigt, weil die Zahl der sogenannten Schlankheitskuren bereits Legion ist und weil viele von diesen mehr schaden als nutzen. Den besten Ansatzpunkt für eine wirkungsvolle Gewichtsreduktion bietet die Tatsache, daß nur der dick wird, der mehr ißt als sein Stoffwechsel verbraucht. Fast 20 der verbreitetsten kohlenhydratarmen ketogenen Diäten werden aufgezählt und aus wissenschaftlichen Gründen abgelehnt. Bewährt haben sich dem Autor nach vor allem das Saftfasten nach Buchinger, die Diät mit mittelkettigen Fettsäuren und die kalorienreduzierte Normalkost. (Noelle, H.: Schlankheitsdiäten. Eine kritische Übersicht. medwelt **37** (1986) 182—186).

V. Klimpel

Aseptisch verpackte Lebensmittel in 90 Ländern

Der Anteil aseptisch verpackter Lebensmittel hat in den letzten Jahren bedeutend zugenommen. Nach dem vor 25 Jahren entwickelten Verfahren wurden 1985 in 90 Ländern mehr als 25 Mrd. Packungen produziert. Dies hat dazu geführt, daß sich neben den Herstellern von Verpackungsmitteln aus Karton auch die Hersteller von Verpackungsmitteln aus Glas, aus metallischen Werkstoffen und aus Plastwerkstoffen mit der Technologie des aseptischen Verpackens befassen. Bei den Untersuchungen wurden die Vorteile des aseptischen Verpackens an zahlreichen Beispielen belegt. Wird

Tomatensuppe im UHT-Verfahren sterilisiert und anschließend aseptisch abgefüllt, weist das Produkt nach dem Abfüllen 91% des anfänglichen Vitamin-C-Gehaltes auf, während bei der konventionellen Abfüllung und Verpackung nur 59% des ursprünglichen Vitamin-C-Gehaltes übrig bleiben. Nach dem Stand der Technik ist das aseptische Verpacken für flüssige und pastöse Produkte sowie für Produkte mit Stücken geeignet. Als flüssige Produkte werden u. a. Gemüsesäfte, Getränke, Fruchtmix-Erzeugnisse, weinhaltige Getränke, stille Mineralwässer, Teegetränke und spezielle Getränke für Sportler abgefüllt. Als pastöse Produkte lassen sich u. a. Fruchtkonzentrate, Fruchtpürees, Marmeladen, Apfelmus, Tomatenpürees und Soßen aseptisch verpackt auf den Markt bringen. Als Produkte mit Stücken werden Säfte mit Fruchtfleisch, Tomatenpürees mit Stükken, Fruchtcocktails, Kaltschalen, Suppen, Soßen, verschiedene Fertiggerichte und Marmeladen aseptisch verpackt. (Nach: Verpackungs-Rundschau (Heusenstamm) **37** (1986) 414, 416, 418 bis 420).

G. Grundke

Sprichwörtersammlung

Kurz Abendbrot macht lange Lebenszeit

Langes Abendbrot macht dem Magen große Not

Wenn Eva nascht, kostet auch Adam

Wenn der Abt zum Glase greift, so greifen die Mönche zum Kruge

Abwechslung macht Appetit

„Alles hat seinen Preis" sagte die Frau, die faule Äpfel verkaufte

Besser einmal fett, als allzeit mager

Allzu satt macht matt

Goldene Äpfel wachsen nicht am Wege

Im schönsten Apfel sitzt der Wurm

Je strenger das Verbot, je süßer schmecken die Äpfel

Nach süßen Äpfeln muß man hochsteigen, saure hängen unten

Am verlorenen Appetit stirbt man nicht

Appetit ist die beste Soße

Dem Greise fehlt es nicht am Appetit — aber beißen kann er nicht

Dem hungernden Bauch schmeckt alles gut

Der Bauch ist leichter gefüllt als die Augen

Der Mund ist des Bauches Henker und Arzt

Was der Bauer nicht kennt, das ißt er nicht

Der eine pflanzt den Baum, der andere ißt die Pflaumen

Ein Bissen im Munde ist besser als ein versprochener Braten

Das sind keine guten Bissen, daran die Gäste würgen müssen

Besser ohne Löffel als ohne Brei

Besser heute ein Ei als morgen die Henne

Besser eine Laus im Kraut als gar kein Fleisch

Man kann nicht Speck haben und das Schwein behalten

Es ertrinken mehr im Becher als im Meer

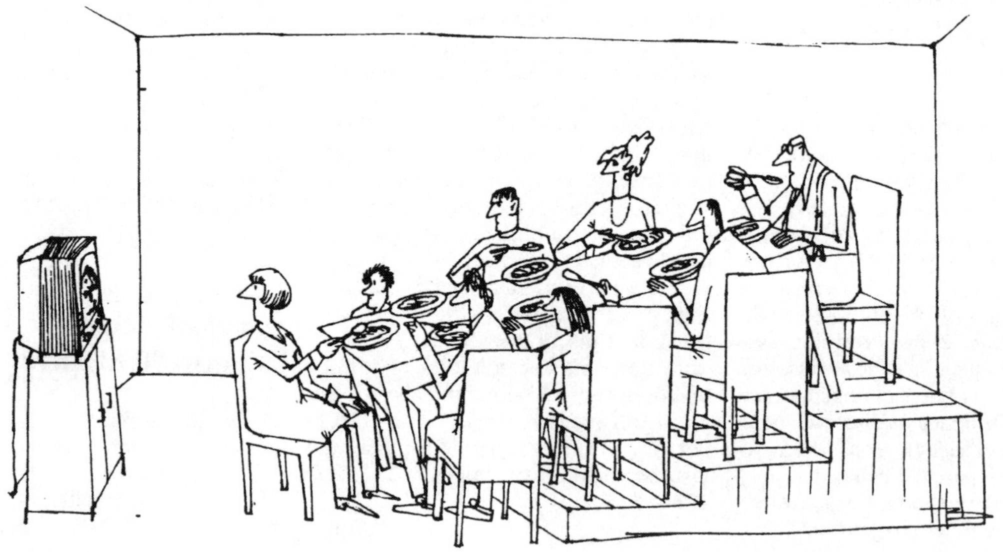

Bückling

Inhaltsstoffe in 100 g eßbarem Anteil

Energie	kJ	970	**Mineralstoffe u. Spurenelemente**		
	kcal	230	Natrium	mg	160
Eiweiß	g	22	Kalium	mg	300
			Calcium	mg	30
Fett	g	14	Phosphor	mg	250
gesättigte Fettsäuren	g	2,5	Eisen	mg	1,5
essent. Fettsäuren	g	2,5	Jod	mg	—
Cholesterol	mg	70			
Kohlenhydrate	g	—	**Vitamine**		
Mono- u. Disaccharide	g	—	Retinoläquivalente		
Polysaccharide	g	—	(Vit. A + β-Carotin)	mg	0,02
Rohfaser	g	—	Vitamin B_1	mg	0,04
			Vitamin B_2	mg	0,3
Wasser	g	60	Vitamin C	mg	—

Der durchschnittliche Abfall käuflicher Ware beträgt 38%. Um 100 g eßbaren Anteil zu erhalten, muß man etwa 160 g einsetzen.

Flunder, geräuchert

Inhaltsstoffe in 100 g eßbarem Anteil

Energie	kJ	500	**Mineralstoffe u. Spurenelemente**		
	kcal	120	Natrium	mg	480
Eiweiß	g	23	Kalium	mg	410
			Calcium	mg	20
Fett	g	2	Phosphor	mg	—
gesättigte Fettsäuren	g	—	Eisen	mg	—
essent. Fettsäuren	g	—	Jod	mg	—
Cholesterol	mg	—			
Kohlenhydrate	g	—	**Vitamine**		
Mono- u. Disaccharide	g	—	Retinoläquivalente		
Polysaccharide	g	—	(Vit. A + β-Carotin)	mg	—
Rohfaser	g	0	Vitamin B_1	mg	—
			Vitamin B_2	mg	—
Wasser	g	72	Vitamin C	mg	—

Der durchschnittliche Abfall käuflicher Ware beträgt 22%. Um 100 g eßbaren Anteil zu erhalten, muß man etwa 125 g einsetzen.

Heilbutt, geräuchert

Inhaltsstoffe in 100 g eßbarem Anteil

Energie	kJ	1000	**Mineralstoffe u. Spurenelemente**		
	kcal	240	Natrium	mg	410
Eiweiß	g	17	Kalium	mg	280
			Calcium	mg	20
Fett	g	17	Phosphor	mg	300
gesättigte Fettsäuren	g	4	Eisen	mg	1
essent. Fettsäuren	g	3	Jod	mg	—
Cholesterol	mg	70			
Kohlenhydrate	g	—	**Vitamine**		
Mono- u. Disaccharide	g	—	Retinoläquivalente		
Polysaccharide	g	—	(Vit. A + β-Carotin)	mg	0,03
Rohfaser	g	0	Vitamin B_1	mg	0,06
			Vitamin B_2	mg	0,04
Wasser	g	64	Vitamin C	mg	—

Der durchschnittliche Abfall käuflicher Ware beträgt 24%. Um 100 g eßbaren Anteil zu erhalten, muß man etwa 130 g einsetzen.

Makrele, geräuchert

Inhaltsstoffe in 100 g eßbarem Anteil

Energie	kJ	1000	**Mineralstoffe u. Spurenelemente**		
	kcal	240	Natrium	mg	260
Eiweiß	g	21	Kalium	mg	280
			Calcium	mg	5
Fett	g	16	Phosphor	mg	240
gesättigte Fettsäuren	g	4	Eisen	mg	1
essent. Fettsäuren	g	3	Jod	mg	—
Cholesterol	mg	70			
Kohlenhydrate	g	—	**Vitamine**		
Mono- u. Disaccharide	g	—	Retinoläquivalente		
Polysaccharide	g	—	(Vit. A + β-Carotin)	mg	0,06
Rohfaser	g	0	Vitamin B_1	mg	0,15
			Vitamin B_2	mg	0,35
Wasser	g	62	Vitamin C	mg	—

Der durchschnittliche Abfall käuflicher Ware beträgt 30%. Um 100 g ßebaren Anteil zu erhalten, muß man etwa 150 g einsetzen.

Empfehlungen für die Diätetik:

- Geräucherte Flunder wird nicht KHE-mäßig berechnet
- Der Verzehr geräucherter Fische für Patienten mit Erkrankungen von Magen, Darm, Leber und Galle ist nicht empfehlenswert
- Das Erzeugnis ist für die gesunde Ernährung auf Grund seines geringen Fettgehaltes zu empfehlen.

Hinweis: Die auf der Vorderseite aufgeführten Zahlenangaben wurden der internationalen Literatur entnommen und abgerundet.

Empfehlungen für die Dätetik:

- Bückling wird nicht KHE-mäßig berechnet
- Das Erzeugnis ist in der Diätetik nicht besonders zu empfehlen, da es sehr fettreich ist
- Das Erzeugnis sollte bei Übergewicht, Diabetes und Gicht sowie bei Erkrankungen der Galle und Bauchspeicheldrüse gemieden werden. Der Verzehr geräucherter Fische ist für Patienten mit Erkrankungen von Magen, Darm, Leber und Galle nicht empfehlenswert.

Hinweis: Die auf der Vorderseite aufgeführten Zahlenangaben wurden der internationalen Literatur entnommen und abgerundet.

Empfehlungen für die Diätetik:

- Geräucherte Makrele wird nicht KHE-mäßig berechnet
- Das Erzeugnis ist im allgemeinen in der Diätetik nicht besonders zu empfehlen, da es sehr fettreich ist. Besonders empfehlenswert sind jedoch Makrelen für Hyperlipidämie-Patienten
- Das Erzeugnis sollte bei Übergewicht, Diabetes und Gicht sowie bei Erkrankungen der Galle und Bauchspeicheldrüse gemieden werden. Der Verzehr geräucherter Fische ist für Patienten mit Erkrankungen von Magen, Darm, Leber und Galle nicht empfehlenswert.

Hinweis: Die auf der Vorderseite aufgeführten Zahlenangaben wurden der internationalen Literatur entnommen und abgerundet.

Empfehlungen für die Diätetik:

- Geräucherter Heilbutt wird nicht KHE-mäßig berechnet
- Das Erzeugnis ist in der Diätetik nicht besonders zu empfehlen, da es sehr fettreich ist.
- Das Erzeugnis sollte bei Übergewicht, Diabetes und Gicht sowie bei Erkrankungen der Galle und Bauchspeicheldrüse gemieden werden. Der Verzehr geräucherter Fische ist für Patienten mit Erkrankungen von Magen, Darm, Leber und Galle nicht empfehlenswert.

Hinweis: Die auf der Vorderseite aufgeführten Zahlenangaben wurden der internationalen Literatur entnommen und abgerundet.